护理操作技能直接观察评估（DOPS）指导规程

主　编　康晓凤　郭　娜　李玉玲

中国协和医科大学出版社
北　京

图书在版编目（CIP）数据

护理操作技能直接观察评估（DOPS）指导规程/康晓凤，郭娜，李玉玲主编．—北京：中国协和医科大学出版社，2022.6

ISBN 978-7-5679-1907-5

Ⅰ.①护…　Ⅱ.①康…②郭…③李…　Ⅲ.①护理—技术操作规程　Ⅳ.①R472-65

中国版本图书馆CIP数据核字（2022）第013222号

护理操作技能直接观察评估（DOPS）指导规程

主　　编：康晓凤　郭　娜　李玉玲
责任编辑：王朝霞
封面设计：许晓晨
责任校对：张　麓
责任印制：张　岱

出版发行：中国协和医科大学出版社
（北京市东城区东单三条9号　邮编100730　电话010-65260431）
网　　址：www.pumcp.com
经　　销：新华书店总店北京发行所
印　　刷：三河市龙大印装有限公司

开　　本：889mm×1194mm　1/32
印　　张：8
字　　数：170千字
版　　次：2022年6月第1版
印　　次：2022年6月第1次印刷
定　　价：35.00元

ISBN 978-7-5679-1907-5

编者名单

主　　编　康晓凤　郭　娜　李玉玲

副 主 编　夏春红　赵艳伟　王　巍

编　　者　（按姓氏笔画排序）

马晨曦　王　茜　王　巍　王晓楠　王子涵

仝贝贝　冯淑菊　刘　芳　刘玮楠　江　莹

李　真　李　敏　李　蕊　李小雪　李玉玲

李琳凤　余昆容　陈莹莹　岳雯静　赵　菲

赵　琳　赵艳伟　姚　佳　秦雪莲　夏春红

郭　娜　康晓凤　董　可　董　燕　黎万汇

编写秘书　王晓楠

前　言

以临床能力为导向的护理教育，是护理人员临床能力培养的有效途径。护理临床能力测评是评价护理专业学生学习效果、判断护理专业人员工作能力的重要手段，构建和发展具有良好信效度、可行性、反应度的临床能力测评工具，无论是对于医疗管理者还是护理教育者来说，都是十分重要的课题。

为了深化护理临床能力考核体系改革，北京协和医学院以素质教育和创新教育要求为指引，在教学实践中引入操作技能直接观察评估（direct observation of procedural skills，DOPS），用于护理专业学生的能力考核。操作技能直接观察评估是指在真实临床工作情境中，评估者就某一项或某一类临床技能使用考核表对学习者技能操作全过程进行即时评估和记录，给予即刻的反馈检讨与建议。该方法最早由英国皇家内科医师协会首创，主要用于评估住院医师的临床操作技能，后来逐渐发展为临床教学评估的实用工具之一，可涵盖广泛的操作性技能。为了推广 DOPS 在护理临床教学中的应用，我们编写了这本《护理操作技能直接观察评估（DOPS）指导规程》。

本书包括九个章节。第一章简述了护理教育的发展历程；第二、第三、第四章论述了教育评价与教育测量相关理论；第五、第六章简述了临床能力测评和基于工作场所测评的新方法；第七、第八、第九章详述了护理操作技能直接观察评估（DOPS）

模式、师资培训及教师反馈的实践经验；附录部分提供了28项临床护理操作的标准化DOPS评估表。全书从系统的视角，为DOPS在护理领域的应用，提供了实用性指导。

本书由学院教师和临床教师共同编著，理论与实践并重，内容实用全面，所选考核操作经典，既可为护理院校本科生和研究生临床护理能力的培养和考核提供借鉴，也可作为医院新护士临床能力培养和考评的工具书和参考书，同时，也适用于护理专业教师师资培训课程。

本书编写过程中，得到北京协和医学院教务处、北京协和医院护理同仁的大力支持和帮助，在此谨表谢意！

我国护理专业胜任力导向的临床能力测评理论尚处于发展完善阶段，实践应用研究尚处于探索阶段，加之本书编者水平有限，问题和不足难免存在，恳请护理同仁与读者批评指正。

编　者

2022年4月

目　录

第一章

现代护理教育的发展

护理专业作为医疗卫生事业领域的重要组成部分，正处于一个蓬勃发展和深刻变革的时期。护理教育是培养护理专业人才的社会实践活动，是培养护理人才的专业教育活动。临床环境复杂多变，护理教育需要延续学校教育到临床继续教育，才能适应现代健康照护体系的需求。我国护理教育的发展与护理专业的成熟紧密相连，护理教育体系也在不断发展与完善。本章概述我国护理学校教育、护理临床教育的发展现况及面临的挑战。

第一节　护理学校教育

护理学校教育始于19世纪中叶，南丁格尔创办了第一所护士学校，开启了现代护理教育篇章。护理教育经过一百多年的发展，目前已形成了以高等护理专业教育为主体、多层次护理教育并存的、完整的教育体系。

一、高等护理教育的发展

20世纪，高等护理教育在美国兴起。明尼苏达大学设立学制为3年的护理学非学位高等教育项目，目的在于培养专业护士。1924年耶鲁大学第一个开设以大学为基础、授以学士学位为目标的4年制护理本科教育。1916年哥伦比亚大学成为美国第一所培养护理学硕士的高等教育机构，并于1924年开设第一个护理哲学博士项目。

我国也是世界上最早开展护理高等教育的国家之一。为了在中国建立世界一流的医学校，1913年美国洛克菲勒基金会成立，1915年创办北京协和医学院。1920年开办的北京协和医学院护士学校，是中国第一所具有本科水平的护士学校。协和护士学校以办学严格而著称。1920—1953年，虽然北京协和医学院护士学校毕业的学生人数有限，但为中国护理学事业培养了一批高水平的护理领军人才。

1983年天津医科大学成为我国第一个恢复护理本科教育并设立护理系的医科大学，同年开始招收第一届学生，学制5年。1984年1月，国家教育部、卫生部在天津联合召开了“高等护理专业教育座谈会”，决定在高等医学院校内设置学士学位护理学专业，将护理专业列入高等教育招生目录，进一步明确了护理本科教育的地位和作用。

护理本科教育是高等护理人才培养的基础及重要组成部分，同时对护理专业的发展也起到了决定性作用。2018年1月，教育部颁布了92个专业的教学质量国家标准，其中包括《护理学类教学质量国家标准》,（简称《国标》),《国标》作为我国护理学本科专业建设的纲领性文件，对护理学本科教育有着重要意义，标志着我国高等护理本科教育进入了新的时代，为护理学专业发展带来新的契机和转变。

《国标》的教育计划部分，要求护理人才培养方案的制订需紧密结合社会需求，以培养学生胜任力为导向，体现护理专业能力与职业人文修养并重、学校教育与临床社会实践并举、知识–能力–素质全面培养的应用型人才培养特色。护理院校需在医教协同背景下不断完善协同育人和实践教学机制，落实早实践、多实践和反复实践的要求。

二、护理教育的特点

护理教育是职业教育的一部分，其主要目标是培养学生具备核心能力，在毕业后迅速适应职业岗位，尽量满足患者各方面的护理需求。护理核心胜任力本位教育是一种以护理核心胜任力为基础，将传授知识、提高素质与培养能力融为一体的整体化护理教育理念和教育模式。课程教育是培养目标得以实现的重要途径，社会对人才的知识结构和能力素质的要求需要通过课程教育来实现，而课程设置又是学校教育乃至整个教育体系的核心环节。

（一）护理教育内容的特点

护理学是一门综合自然科学和人文社会科学的应用性学科，实践性比较突出。为使服务对象在生理、心理和社会各方面都达到良好状态，护士需要成为理论知识扎实、技术技能娴熟、人文底蕴深厚的专业人才。因此，护理教育的内容具有综合性、整体性、实践性的特点。护理专业学生除了学习医学基础知识及护理专业知识外，还要学习人文社会学科的知识，以加强学生人文关怀品质的培养。Dr. Benner提出护理教育的三大领域包括：护理知识的应用、临床推理能力与伦理决策、将科学原理应用于护理学科。护理教育特别注重实践教学，临床教学一直是护理教育重要的核心课程，培养学生的动手能力和解决实际问题的能力，引导学生通过学习转型为专业护理人员，在临床实践中发挥重要角色。

（二）护理教学组织与方法的特点

护理学与人类生命及健康息息相关。在教学过程中，许多护理学专业知识和技能的掌握必须通过对人直接或间接的护理行为来实现。因此，除了一部分知识和技能可以通过护理模型来学习外，相当一部分教学需要安排在临床或社区，采用案例讨论、角色扮演、临床教学等方法开展，以利于学生理论联系实际，达到情感态度、知识及技能的统一。这对教学的组织安排及教学方法的选择与改进提出了特殊的要求。

（三）护理教育管理的特点

护理专业的实践性特点，决定了护理教育必须依托于医院、社区等实践教学基地，而不可能全部在学校内的教室及实验室完成。因此，护理教育管理的层次、部门及参与人员相应增多，需要理顺各层次、各部门之间的关系，确保彼此之间沟通顺畅、相互支持、密切合作。

三、护理教育的类型

护理教育依据教育对象、教育方式等不同，可分为以下几个类型。

（一）护理执业前教育

又称为护理学校教育，是建立在普通教育基础上的护理学专业教育。依据教育目标，护理执业前教育在护理学专科教育和本科教育两种水平上实施，旨在为学生毕业后从事各种护理工作或进入后续教育做准备。

（二）毕业后护理学教育

指在完成护理学校教育，并取得注册护士资格后所实施的教育培训。依据我国和世界大多数国家现行的护理教育制度，毕业后护理学教育采取注册后护理学教育和研究生教育两种方式实施。注册后护理学教育的目的：①进入医院工作前，通过岗前培训，了解医院规章制度，学习护理工作制度、操作常规、仪器设备的使用及管理等；②结合临床病例进行在职学习，提高护理质量；③学习现代护理学及相关学科新知识，了解护理学专业新进展。研究生教育的主要目的是培养从事专科护理、护理教育、护理研究和护理管理的高级护理人才。

（三）继续护理学教育

为正在从事实际工作的护理人员，提供持续终身的在职教育，以学习新理论、新知识、新技术和新方法为目标。接受继续护理学教育既是护士的权利，也是护士的义务。

根据教育对象不同，可分为中等专业教育、普通高等护理本科教育和成人高等护理本科教育；根据教育形式不同，可分为全日制护理本科教育、业余教育、函授教育、广播电视教育、自学考试和远程教育等。

四、护理学校教育的发展与变革

（一）国际护理教育的改革

1. *发展高等护理教育*　世界上很多国家都实现了以大专、本科、研究生为主体的护理教育体系。我国的护理教育主要包含两大类：高等教育和职业教育。高等护理教育包括护理大专及以上的人才培养。大专教育强调学生能独立完成临床科室疑难急重患者的护理急救，具备一定的护理管理、教学、科研能力；本科教育强调能指导他人完成常见病、多发病的整体护理，有良好的交流技巧，并开始对英语能力提出要求；研究生及以上人才的培养看重科研能力，力求培养该领域科研型、教育型人才。

2. *构建护理终身教育体系*　从教育科学的角度看，知识技术爆炸、教育人口爆炸和教育需求爆炸，传统的教育观念和教育框架难以适应。护理教育中，一方面重视继续教育，补充新理论、新知识、新技术及新方法，以满足护理工作的需求；另一方面重视终身教育，在望造人格、发展个性及增强人文关怀理念等心理修养和行动能力方面的意义，要求全面转变护理院校教育观念及课程设置，将知识传递、知识复制型院校转变为知识创造、知识转化型院校，由一次性、批量化教育转变为多次性、个性化教育。

3. 调整护理培养目标　为迎接新时代的挑战，培养适应社会需要的护理人才，在对未来社会进行预测和对现行教育制度进行反思的基础上，制定和修订了本国的护理教育标准和护理人才培养目标，展现了以下鲜明的特点：①重视专业价值观、专业人文精神和专业发展能力的培养；②提倡国际观念和国际活动能力的培养；③强调对卫生保健政策的知晓和提倡成本效益合理的护理；④注重能适应多样化卫生保健的实践环境；⑤提出个性化培养目标，尊重人的个性，培养独特的个体；⑥体现能力本位，突出对学生专业核心能力的培养。

4. 进行成果为导向的课程改革　培养目标主要是通过课程来实现的，有以下趋势值得重视：①淡化学科界限，开设综合性课程，提高学生整体认识和应用知识的能力；②建立核心课程，开展通识教育，实现科学教育与人文教育的统一，促进学生品格、心智全面发展，具有可持续学习与发展的能力；③理论教育与实践相结合，强化学生的思维、交流及动手能力；④加强护理科研教育，让学生参与各种科研活动，为学生提供发展智力的环境和条件，培养创新能力；⑤注重将最新医学、护理学成果与本国、本民族传统文化相结合；⑥开设多样性选修课，使学生有更多的选择，以发展自身的个性和特长。

5. *创新教育策略与发展*　护理专业的现代化教育强调以学生为主体、以职业胜任力为核心理念，改变学生的学习过程，以多媒体网络技术为基础，借助慕课、微课、混合式教学、翻转课堂、虚拟仿真教学等信息化的教学手段，广泛采取以问题为基础的教学、情境化教学、合作教学、服务性学习等方法，培养学生的职业核心能力。

6. *推行以操作为基础的临床护理实践能力考评*　在成果导向和胜任力导向的教育背景下，护理教育日益重视对学生临床护理实践能力的培养，许多国家开展了以操作为基础的临床护理实践能力的综合化考评。如通过模拟临床情境和标准化患者，综合考评学生的人际沟通能力、健康评估能力、临床决策能力、执行护理干预措施能力及健康教育能力等。

（二）护理师资队伍建设

教师是教育变革的动力。加强护理师资队伍建设的趋势和措施有：①制定教师专业标准，以提升教师形象及推动教师专业化进程；②关注教师全面成长，注重师德、教师的情感、价值观及态度的培养；③加强教师间的合作与交流，促进教师的专业化发展；④提高教师选任标准，强化教师在职培训；⑤提高教师的工资及福利待遇，吸引优秀人才从事护理教育，确保现有教师队伍的稳定。

鼓励兼具护士和教师双重身份的护理人员担任护理专业教师，即在从事临床护理工作的同时，承担临床护理教学任务。他们接受教学委托，根据教学大纲，在临床学习过程中对护理学生的身心施加特定影响，并通过示范教学活动向护理学生传授知识，增强护理学生情感和临床技能。护理专业教师应重视如下能力的培养。

1. 实践教学能力　护理专业教师通过扎实的理论知识和娴熟的操作技能会让护理学生对护理工作产生专业认同感和自豪感。在临床实习过程中，护理专业教师应该具有良好的临床胜任能力，能言传身教，加强护理学生临床操作水平。一旦护理学生操作失败，带教教师能及时纠正，最大限度地减少患者的痛苦和质疑，同时在纠正护理学生操作失误时，应该适当地鼓励护理学生，增强护理学生的自信心，更好地提高护理学生的操作水平。工作中带教教师应该正确引导护理学生树立正确认识护理工作的职业价值观，树立护理工作的自豪感，坚定护理工作的自信心。

2. 人文关怀能力　人文关怀能力是护理专业教师所必须具备的核心能力之一，护理专业教师对护理专业的热爱、对患者的关怀、对护理学生的支持与爱护，都会加强护理学生的专业能力和关怀意识。良好的人文关怀氛围会对护士产生潜移默化的重要影响，护士在无形中受到人文环境的熏陶，从而自觉学习他人实施关怀行为，提升自身人文底蕴。如科室病区走廊可设立人文关怀展板，展示关怀感悟；护理专业教师在实习护理学生新入科时热情介绍自己及科室情况，带教期间动态评估实习护理学生情况，出科时进行出科教育并提出个性化建议，构建一种以人为本，关心护士、患者、护理学生的人文环境。

3. 科学研究能力　护理专业教师的科研能力是本科及本科以上教育的重要指标。在护理实践过程中，护理专业教师可引导护理学生独立地、主动地解决护理研究中面临的问题，指导学生检索文献资料，培养学生收集、整理数据、合理运用统计学方法处理数据，提高学生的科研意识、科研能力，锻炼学生的论文书写能力、学术报告能力。

（三）学校护理教育面临的挑战与对策

1. *落实结果导向的护理教育*　随着现代医学模式的转变、人民健康观念的更新、疾病谱的变化、人口老龄化的加剧，护理工作模式也发生了很大改变，对护理教育培养适应社会需求的护理人才提出了更高的要求。结果导向教育是明确一名护理人员完成护理教育后应具备的胜任力，进而以预期达到的胜任力为出发点，指导课程的具体内容和结构、教学方法的选择、培训的场所以及教师扮演的角色，配合多元弹性的个性化学习要求，让学生通过学习过程完成自我实现的挑战，再将成果反馈来改进原有的课程设计与课程教学。

2. *增加护理实践教育*　为适应转变带来的社会需求，护理教育需要调整理念，增加护理专业课和实训课，注重学生实践能力培养；改变传统以教师为中心的教学方法，转变为以学生为中心，培养学生发现问题、解决问题的能力，提高学生临床胜任力。美国医学研究会（Institute of Medicine，IOM）（2003）提出21世纪医疗专业人员应具备的五大核心能力，包括：以患者为中心的医疗（delivering patient-centered care）、跨领域的医疗团队工作（working as part of interdisciplinary teams）、基于实证医学的专业执行（practicing evidence-based medicine）、医疗质量促进（focusing on quality improvement）、信息技术运用（using information technology），具备这些核心能力方能提供高质量的医疗服务。护理教师在制订教学计划时，应将每项教学活动之知识、态度与技能融入于特定情境中，并在回馈检讨时促使学员反思其学习经验在五大核心能力上的收获，学生才能将所学转化为临床实务能力。

3. *推动循证护理教育*　循证护理能够帮助护士根据最佳证

据、结合自身经验和患者意愿，作出最佳护理决策。循证护理能力培养是护理本科教育的主要目标之一，而高校循证护理教学、循证实践技能培养的承担者为护理教师。因此，护理教师的循证护理能力直接影响了循证护理教育质量，目前国内部分高校护理教师对护理学生循证实践能力的培养存在不足，很大程度上是由于自身循证护理能力水平较低引起。拥有较高学历、参与过循证护理（EBN）相关培训的护理教师会更善于证据的检索和评价、证据的应用。各高校和医院需要重视护理教师循证护理能力的培养，针对影响因素实施分层培训，提高教师循证护理意识。

4. *增加人文与伦理素养教育*　护理教育除了注重知识发展与评判性思维之外，专业化人性照护也很重要。在临床教学过程中，教师应注重对护理实习生的关怀，努力营造科室关怀文化氛围，通过规范性的关怀教育与潜移默化，让护理实习生在友爱的集体与环境中，更好地感受关爱与尊重，这种感受到的关怀，将推动其自信心、沟通意愿、关怀能力的进一步内化与提高。

第二节　护理临床教育

随着现代医学的不断发展，医学和护理学领域的新知识、新理念、新技术层出不穷，护理工作的范畴发生了巨大的改变，对护士队伍的专业能力和综合素质要求更高。护士从学校课堂走向临床的转变中面临着较大的挑战，其理论知识与临床实践的连接尚不紧密，临床思维及实践能力与临床工作的需求仍然存在一定的差距。护士仅凭在学校学到的知识和理论难以满足高质量护理服务的需求。因此，临床护士必须通过在临床工作期间，持续接受护理临床教育来不断提高自身的整体素质和能力。护理临床教育一般分为新护士规范化培训和护理继续教育两部分。

一、新护士规范化培训

新护士指院校毕业后新进入护理岗位工作的护士。由于各护理院校的教学模式存在较大差异，导致护理毕业生在专业知识和实践能力上有较大的差距，加上新护士的知识、技能和心理等方面准备不足，导致新护士在职业生涯初期往往面临着巨大的困难和挑战，极易产生焦虑、抑郁等各种适应不良现象，并引起临床护理质量下降、离职率增高等不良后果。新护士规范化培训能够为新护士提供有效支持和帮助，是全国卫生技术人员规范化培训的重要组成部分，也是保证护理事业发展的重要举措。对于新护士而言，规范化培训有利于新护士个人的发展，促进其胜任临床岗位，尽早向专科护士及临床护理专家转变。对于医院而言，规范化培训是稳定护理队伍，促进护理质量提高的重要途径。

（一）新护士规范化培训现况

国外在19世纪晚期就已开展了护士培训，目前在培训与考核评价等方面均已发展较为成熟，在美国、英国、澳大利亚和日本等发达国家都有严格而完善的考核体系。在美国，国家未制定对新护士培训和继续教育的统一标准，其培训效果的评价主要是对新护士自身知识、能力及护理质量结局进行综合评价。在英国，主要从熟悉医院环境、增强操作技能和胜任护理工作3个方面着手培训，并通过客观结构化临床考试（OSCE）、新护士留职率及其规范化培训期发生的不良事件等方面进行考评。在澳大利亚，新护士培训分为基础理论和临床实践培训，培训以新护士核心能力培养为重点，将患者护理评估、操作和护患沟通有机融合，重视人文关怀，并以新护士阶段性理论、操作考核结果进行评价。

在日本，新护士培训由职能部门组织集体培训，临床轮转科室组织现场培训，两者结合，将促进新护士个人成长、科室护理质量为目的。评价方式分为集体培训和现场培训评价两部分，一是职能部门针对新护士所掌握的“三基”知识制订统一的评价表进行考评；二是由新护士轮转的各临床科室按照科室专科特点要求，制订专科护理技术水平评价表，培训第1年结束后根据考评结果，分析存在问题，制订第2年度培训方案，通过这种“评估需求-建立方案-过程实施-效果评价”的循环培训模式，使管理者可根据评价结果及时有效调整培训内容和进度，从而不断提高培训质量。

在中国香港，新护士的培训和发展管理由专业发展部专门负责，具体培训计划由医院管理局统一制定，以促进新护士角色适应为主要内容，培训计划主要分为两种：一是玛嘉烈医院的SPRING项目，该项目培训周期为10个月，采用为新护士指定教师，帮助新护士顺利适应角色，完成角色过渡的模式；二是伊丽莎白医院的BNCBP项目，该项目采用新护士指导教师和新护士共同制定培训计划的“合约学习”法进行培训，培训评价方法除了常规的理论和操作考试外，还以新护士自评、带教教师的他评及护理质量指标等对培训效果进行综合评价。

中国台湾护理学会在1992年就提出了医院护理人员临床专业能力进阶制度，护士被分为N0～N4 5个层级，其中新护士为N0级，当新护士通过3个月的培训且考试合格后可升为N1级护士，其培训重点为常见护理技术、常见药物使用及常见问题处置等，其考核评估内容主要包括护士临床实践能力、协调沟通能力、工作态度3个方面。此种能力进阶制度可反映出与职称相应的工作职责，美国各医院均以此项措施作为留任资深优秀护理人员的策略。大陆地区对新护士规范化培训尚未有统一标准，各医院新护士培训考核评价方法存在较大差距，大多以书面及操作技能考核形式为主，对新护士价值观、职业认同感、角色转型冲击等方面关注较少。

国内新护士规范化培训起步相对较晚，为指导各地医院规范地开展新护士培训工作，解决各地医院新护士培训的共性问题，原国家卫生与计划生育委员会于2016年制定并发布了《新护士培训大纲（试行）》（简称《大纲》），对新护士培训方式、方法、时间、内容、考核等作出了详细的规定。护士规范化培训是针对低年资护士进行的护理专业化培训，是使护士所学知识、技能，得到全面提高的教育和实践的过程。2016年11月国家卫生计生委印发《全国护理事业发展规划（2016—2020年）》中提出"十三五"期间要重点开展新入职护士培训，到2020年，参照《新入职护士培训大纲（试行）》文件要求，三级综合医院新入职护士参加培训的比例应达到90%。

（二）新护士规范化培训的内容

设计一套内容严谨、标准完善的规范化培训内容对于保障培训达到预期效果至关重要，规范化培训内容设计应遵循层次性原则、实用性原则、加强基本功训练原则等内容，涵盖基础理论、基本技能、基本知识等领域，新护士规范化培训内容一般包括岗前培训和专业培训两部分。《大纲》中的培训内容主要包括基本理论知识、基本操作、专业理论、实践能力4个方面。其中，基本理论知识包括9个方面：法律法规规章、规范标准、规章制度、安全管理、护理文书、健康教育、心理护理、沟通技巧、职业素养；专业理论和实践能力均包括相关知识、专业知识、专业技术和健康指导4个方面在实际培训过程中，国内三级综合医院除了《大纲》要求的内容之外，在理论知识方面还增加了美学、哲学、人文、职业价值、科研能力、批判性思维能力、领导能力、重症监护及职业发展能力等。

1. 岗前培训　岗前培训时间一般在新护士入职后的2周至1个月内开展。目前一般综合性医院岗前培训的内容包括理论培训与护理操作培训。基本理论知识的内容包括：法律法规规章、规范标准、规章制度、安全管理、护理文书、健康教育、心理护理、沟通技巧、职业素养等。常见临床护理操作技术包括洗手法、无菌技术、生命体征测量技术、标本采集法、穿脱隔离衣技术、物理降温法、血糖监测等。有些医院在此基础上增加了医院简介、工作环境、医院文化、护理理念、护士职业生涯规划、信息化护士站操作等。

2. 岗位培训　岗位培训的目的是培训新护士基本护理知识与技能，通过临床实践和带教教师指导完成。《大纲》规定，新护士的岗位培训包括各专科轮转培训，培训时间为24个月，其中内科系统6个月（可任选1～2个专科，每个专科培训3～6个月），外科系统6个月（可任选1～2个专科，每个专科培训3～6个月），急诊科、重症监护病房6个月，妇产科、儿科、手术室、肿瘤科等其他科室6个月。

（三）新护士规范化培训的角色转变与适应

新护士在职业生涯初期的角色转变过程中，往往会受到现实冲击，存在较大的压力和适应困难，进而不能顺利实现角色转变，不仅影响新护士个人的发展，同时可能对护理质量产生负面影响。

1. 新护士的转型冲击　新护士转型冲击主要源于以下4个

方面：①角色认知。新护士毕业前主要扮演学生角色，到医院入职后，需根据不同的工作环境要求，迅速完成学习者、护理者、沟通者、教育者、咨询者、协调者等多种角色间的转换。由于时间短促，角色多样，患者期待不同，新护士自身准备不足等，难免导致困惑或不知所措。②人际关系。学生时代的人际关系较单一，以同学间关系为主，师生间关系为辅。而进入临床工作后，则需要每天处理自身与患者、护士、护士长、医生等的关系，此时，在学校所获得的人际沟通技巧不能满足实际需求，角色适应问题由此而生。③照护责任。目前，新护士多以“90”后独生子女为主，是其家庭成员关爱的焦点，性格方面具有较鲜明的时代特征，如以自我为中心的意识突出、团队意识较淡薄等。进入临床后，需要时刻面对处在焦虑、痛苦、创伤等情景中的患者，不断给予患者最密切的情感支持，长时间暴露于这种情境中缺乏沟通疏导则会产生共情疲劳。④知识和技能。新护士的知识和技能储备与实际需求脱节是转型冲击的重要因素，如果未得到临床带教教师与同事及时、耐心的指导，则容易使新护士陷入挫败、迷茫的困境。

2. 新护士转型冲击常见问题及应对策略　在转型冲击下，新护士容易产生的问题包括：临床工作流程陌生、操作基础生疏、沟通能力欠缺、缺乏专业表现和团队配合意识以及时间和任务管理策略等。目前，减少新护士转型冲击的常用策略包括导师制带教、情景模拟和同伴支持等干预策略。

（1）导师负责制：导师负责制指为了能随时、快捷、个性化解决新护士入职初期的困扰，安排新护士与导师一起工作。带教教师/临床导师可为新护士提供实时在线的帮助与指导，即时调整新护士转型冲击所带来的心理负担。实行导师制的新护士其专业能力、自信水平、角色认知、工作压力和离职率均得到显著改善。实行导师制，有助于加快新护士对工作环境的适应进程，提高其理论和技能水平。

（2）情景模拟教学：情景模拟教学法是从案例分析法中衍生出了一种新的教学方法，具有很强的实践性和操作性。通过设置临床常见的工作情景，让新护士身临其境锻炼自身的各方面能力，通过情景模拟，发现自身的优缺点，重新认识和提升自我。情景模拟教学能够有针对性地设计情境，让学习者扮演情境角色、模拟情境过程，使其在高度仿真的情境中获得知识和提高能力，培养学生对特殊临床情境的认识与处理能力，通过模拟临床情景使新护士进行体验式学习，尤其适用于临床紧急情况的模拟，主动发挥新护士自我评估能力以寻找理论与实际的差距，培养新护士的批判性思维能力，并提高新护士的沟通能力、团队合作能力、压力管理能力、授权和领导能力等。

（3）同伴支持：同伴支持可以促进新护士在角色转型期身体、心理、技能、服务等方面相互间的帮助与支持，侧面减轻新护士身体负担。管理者可以构建同伴互助圈帮助新护士获得更多的同领域、同阶段的群体支持，激发新护士的工作热情和内在动力，进而积极主动地适应临床工作。

（四）新护士规范化培训的考核评价

新护士规范化培训是帮助新护士提升临床护理技能，顺利完成从学生到专业护士角色转变的关键，而全面系统的考核评价指标则是检验培训目标实现与否的关键步骤。对新护士而言，科学有效的考核评价方法有助于提高新护士的综合能力，胜任临床护理工作。对医院而言，科学的考核评价机制是对培训质量和培训效果的评定，是使医院规范化培训进行不断良性更新循环的重要依据。

新护士规范化培训的考核和效果评价是衡量整个培训是否达到预期目标的标尺，它对参与培训的新护士以及培训本身都具有重要的指导作用，对组织机构的工作改进也起到决策性作用。新护士规范化培训的考核一般分为培训过程考核与培训结业考核。

1. *培训过程考核*　对培训对象在接受规范化培训过程中各种表现的综合考评。考核内容主要包括医德医风、职业素养、人文关怀、沟通技巧、理论学习和临床实践能力的日常表现，基础培训结束后和专业培训的各专科轮转结束后的考核等。

2. *培训结业考核*　对培训对象在培训结束后实施的专业考核，包括理论知识考核、临床实践能力考核。

（1）理论知识考核内容：包括法律法规、规范标准、规章制度、安全管理、护理文书、健康教育、心理护理、沟通技巧、医学人文、职业素养等基本理论知识和内、外、妇、儿、急诊、重症、手术等专业理论知识。

（2）临床实践能力考核内容：以标准化患者或个案护理的形式，抽取临床常见病种的3份病例（内科系统、外科系统及其他科室各1例）。根据患者的病情及一般情况，要求护士对患者进行专业评估，提出主要的护理问题，从病情观察、协助治疗、心理护理、人文沟通及教育等方面提出有针对性的护理措施，并评估护理措施的有效性，考核其中2项常见临床护理操作技术以及现场提问。

二、临床护理继续教育

继续教育是指终身学习或职业培训，是对已接受高等学历教育或已获得一定专业技术职称的专业技术人员进行知识技能的补充、更新、拓展和提高，是完善其知识结构、提高其创造能力和专业技术水平的教育活动。临床护理继续教育是继新护士规范化培训后，以学习新理论、新知识、新技术、新方法为主的一种终生性护理学教育。各医院有不同的培训方式和内容。继续教育是一项长期性、系统性的工程，护理人员进行系统化、规范化的继续教育，对护理队伍整体水平的提高至关重要。

（一）临床护理人员的教育需求

护理人员参与临床护理教育，会受到年龄、教育程度、工作年限、性别与职务的影响。如资深的护士比较喜欢以工作坊、专题讲座等形式接受课程内容，并且课程主题内容并非只针对护理专科知识，还会包括成人教育理论、课程设计、教与学的技巧、自我评估、角色冲突处理、教学技巧、建设性反馈、评估方法、临床专科伦理等，所以在资深护士的课程安排中，可以通过小组讨论的工作坊，来增加经验交流，经由演练来提升临床教学技巧。

护理人员参与临床继续教育会受到个人因素、人际互动及机构等多方面的影响。①个人因素：如时间、家庭责任、情绪压力及身体状况等；②人际互动：如缺乏同伴支持、以往参与课程的负面体验、缺乏家人的支持等；③结构因素：如工作承诺、课程花费、上课地点、课程时间、组织支持等。因此，在设计临床护理人员的教育课程时，除了考虑个人需求外，其他方面也应一并考虑，通过不断的反馈与评估，不断提到临床教育的质量。

（二）临床护理继续教育的培训重点

护理人员在职继续教育培训，可紧密结合四级护士分层管理，开展分层培训，各层护士培训重点有针对性。

N1级护士工作职责：①根据能力独立分管一级、二级、三级护理患者；②协助带教护士做好实习护理学生带教。其培训重点为：基本理论、基本知识、基本技能及工作流程和制度等。

N2级护士工作职责：①可担任带班组长、分管特级、一级护理患者；②可负责临床带教和培训工作。其培训重点为：专科护理、护理新进展、重症护理及教学方法等。

N3级护士工作职责：①可负责临床带教及培训工作；②积极开展护理科研；③可主持护理查房或病例讨论。其培训重点为：个案护理、循证护理及质量改进等。

N4级护士工作职责：①参加医疗组查房，负责对本专科（含跨病区专科患者）提供直接护理和健康教育或指导下级护士完成，协调各团队为患者提供整体护理；②负责本科护理查房、病例讨论和护理会诊；③加强专科患者的巡视与病情观察，审核专科患者护理计划、护理措施并指导有效落实；④制定专科护理工作标准、护理质量评价标准等；⑤负责专科护理质量的评价与督导；⑥负责专科护理培训及临床教学工作；⑦积极开展专科护理科研。其培训重点为：疑难重症护理、管理、教学、科研等。

（三）临床护理继续教育授课方式

临床护理继续教育作为成人教育的重要类型之一，满足成人教育的一般规律。由于成人学习与传统的学校教育具有较为明显的差别，要提升临床护理继续教育的质量和效果，需要更深入地了解和掌握成人学习的基本规律。

1. 成人学习理论　由美国著名成人学习之父马尔科姆·诺尔斯（Malcolm S.Knowles）于1967年提出，该理论主要包括如下4个观点。

（1）成人拥有独立的自我概念。

（2）经验发挥巨大作用。

（3）学习目的以问题为导向。

（4）学习意愿受任务影响。

因此，在成人教育中，教学计划需要充分考虑与成人的社会任务相适应和匹配。

2. 临床护理继续教育授课方式　除了课堂授课、案例教学等方式外，近年来各种创新的教学模式被运用到护理教育中，如问题为基础的学习（problem-based learning，PBL）、以病例为基础的学习（case-based learning，CBL）、思维导图教学法、团队资源管理、情景模拟、翻转课堂等，并辅助各种多媒体技术和手段，已成为临床教学方式的趋势。并在提升临床护理教学质量等方面起到了良好的效果。此外，在互联网+背景下，网络在线学习平台的开发不仅可以在学习方式上令人耳目一新，更可以提高护士学习的积极性和主动性。

三、护理临床教育的发展与变革

护理临床教学主要是通过临床真实情境中的教学方法，其核心主旨在于协助护理人员将基础知识转化到临床实践中，即强调护理专业理论与实践的结合，培养护理人员的专业技能和良好的工作态度，建立护理伦理原则并形成专业价值观。因此，新护士临床能力的培养，必须通过护理临床教学，培养面对患者以及处理患者病情变化时具有的独立思考和即时反应，提供患者适宜的照顾，并减少新护士的挫折感以及增加护理专业的自我认同感。

（一）临床护理教师应具备的能力

临床护理教师的核心能力，是完成临床护理教学所需具备的能力中最为核心和关键的部分（包括关键性知识与技能、思维能力及行动能力、个人特征），能够衡量临床护理教师的个体优势，并具有深层和持久特性。2016年，世界卫生组织在《护理教育者的核心能力》一书中，将护理教育者应该具备的核心能力分为知识、技能、情感领域，并指出护理教育者不仅应具备核心知识和技能，还应重视价值、道德、人格、品性等个体层面因素对护士的影响，目前，相关研究成果集中体现了带教教师5个方面的核心能力：教学能力、护理专业能力、评判性思维能力、循证护理能力、人文关怀能力。

1. *教学能力*　临床护理教师不仅需要掌握所教授的专业知识与技术、教学相关知识及基本技巧与方法，具备护理照护及临床教学的基本素质与态度，还应具有敏锐的教学意识、先进教学理念及方法、教学管理调控能力，以及能够发展这些教学能力等更为核心、能体现临床护理教师能力本质特征的能力方面。

2. *护理专业能力*　在国内，临床护理教师主要由护理工作者承担，其专业能力的高低不仅直接影响患者照护质量，还会在密切接触中对学生产生潜移默化的教化作用，因此，专业能力是临床护理教师核心能力的重要组成部分。护理专业能力主要涉及：整体照护中进行评估、诊断、计划、实施和评价时的思考能力与行动能力，其核心部分不仅体现为能够提供促进与支持最佳人体功能的能力以及重症患者整体照护能力，还涵盖了临床护理教师对待护理工作和临床教学的积极态度，以及在出色履行职责的同时，为学生树立模范榜样的能力。

3. *评判性思维能力*　评判性思维是临床护理教学在高层次

认知技能方面需达到的目标，是培养护士在复杂临床问题中作出正确临床决策的重要能力。临床护理教师作为临床示范性教学的主要承担者，其评判性思维能力对护理学生评判性思维的培养有重要影响，只有当教师本身具有较强的评判性思维能力时，才能够在训练过程中影响护士用质疑的态度、评判性的思维、技巧和方法进行学习和实践。

4. 循证护理能力　循证护理是护理人员在计划其护理活动过程中，审慎地、明确地、明智地将科研结论、临床经验以及患者愿望相结合，获取证据，作为临床护理决策依据的过程。护士进入复杂的临床执业环境，其理论与实践的衔接与转化以及大量信息的辨别、判断与应用都需要循证护理能力发挥作用。带教教师作为临床护理服务的实践者和护理教育关键环节的实施者，其循证护理能力不仅与临床护理决策的水平及照护质量相关，在新护士循证能力的培养及临床教学效果方面同样具有重要影响。

5. 人文关怀能力　人文关怀包括对学生、对患者的关怀，带教教师在工作中应尊重与关爱患者和学生，为学生树立良好榜样的同时促进学生职业认同和职业归属感。护理是一门关怀职业，临床护理教师的人文关怀行为是临床教学中学生人文关怀能力培养的关键环节，通过利用合理的教学方式，临床护理教师可在教学中，有效促进护理学生人文关怀能力的发展。

（二）临床护理教师的职责

临床护理教师是指在临床工作中短期内集中给予新护士或学生教导或督导的人员。对于新护士来说，临床教师是具有丰富临床经验的教学者及照顾者，新护士与临床教师之间的师生关系是长期的、共同发展及相互依赖的。

临床教师的主要责任有：①协助新护士熟悉单位规章制度及

操作规范；②协助制定新护士的培训计划；③指导、观察及评价新护士；④协助新护士融入单位的社会化过程；⑤承担新进护理人员与医院的沟通桥梁。

临床教师的角色与功能包括四项：①角色榜样，胜任临床护理工作，分享、示范工作经验及专业能力，也是护理人员的支持与资源；②社会化促进者，能将单位文化及专业发展等信息传递给新护士；③技术指导者，临床技能熟练，能运用科学原理对工作领域相关新知识和问题做深入浅出的解释；④教育者，如评估学习需求，制定学习计划，督导工作表现等。

通常，临床护理教师大多由经验丰富、学历和职称较高的护士承担，如果缺乏教学方面专业和系统化的培训，教学能力参差不齐。因此，应对临床护理教学人员开展师资培训，师资培训的重点包括：①了解学习者的需求，排列学习的优先顺序，保障学习效果；②建构临床情景教学，让学习者在模拟临床实际的情景中学习；③教导学习者在情景中与相关的人、事、物互动及沟通；④训练学习者临床思维能力，在临床实践中合理运用评判性思维。

（三）临床护理教学的趋势

1. 临床护理教学更加科学化、标准化　随着临床护理教学改革的不断深化，先进的教学理念、教学方法不断应用于教学工作当中，教学相关标准和各项指导文件的实施，使临床护理教学工作更加高效，人才培养工作更加规范。另外，护士学历水平的整体提升，不仅提高了护士队伍的综合素质，而且极大地丰富了临床护理师资情况，为临床提供了一大批既有丰富临床护理工作经验又有较强教学能力和科研能力的护理骨干。在临床护理教学管理方面，各级医院根据自身教学需求及教学基地情况积极实践和尝试，实施适宜的教学管理模式。临床护理教学正向科学化和标准化迈进。

2. *各层次临床护理教学工作将有效衔接* 通过近几十年的探索，我国临床护理教学实践总结了大量的经验，为临床输送了大批的护理人才。从护理学生的临床实习，到新护士规范化培训，以及专科护士培养、护理硕士专业学位研究生的培养，不仅是临床护理人才培养的必经之路，也是我国护理在校教育到毕业后继续教育有效衔接的过程，临床护理教学在其中各个环节都发挥了重要作用。目前国内已有不少学者对上述人才培养工作的衔接进行了研究和实践，如新护士规范化培训与护理硕士专业学位研究生培养的衔接、专科护士培养与护理硕士专业学位研究生培养的衔接等。随着护理学科的发展，专科护理人才培养工作的不断推进，各层次临床护理教学工作也将更加有效地衔接，以完善临床护理人才培养工作，促进护理人才梯队建设。

第二章

教育评价与教育测量

教育评价是教学活动中的重要组成部分，它直接作用于教育活动的各个方面，其所提供的反馈信息，能帮助师生调节教和学的活动，使教学能够有效地进行。教育统计、测量与评价是当今教育科学研究中的重要领域之一，同时也是教育科学研究方法的重要内容，是数量化方法在教育科学研究中的直接渗透，是现代教育科学研究的方法论基础，是教育工作者必备的一种重要科学工具。

第一节　基 本 概 念

科学的教育评价最早兴起于19世纪中叶，到20世纪60年代兴盛于以美国为代表的西方世界，经历近一个世纪的探索，教育评价形成了独立的研究领域，并逐步向科学化方向发展。为了便于在教学实践中准确地运用教育评价方法，我们需要从概念上区分和正确理解测量、评估与评价的关系。

一、测量、评估与评价

1. 测量（measurement）　测量是根据一定的规则，对事物进行量的测定。它是一个数量化的过程，即给某一个体或事物的某种特性打分或计数，如测量人体的身高、体重、肺活量等。这些特性是可以通过具体工具的度量，获得具体的数值；反过来，具体的数值可以为我们提供某一特性的信息。这些对某一特性进行数量化的过程统称为测量。

2. 评估（assessment） 相当于测量，除了可用于对事物进行量的测定外，评估还可以用于测定事物非量化的价值，例如对某人的行为、态度等特性进行测评，用观察的方法评估护理学生在临床实习过程中对待患者的态度是热情还是漠不关心、态度恶劣等。

3. 评价（evaluation） 评价是对照一定的标准判断个体特性价值的过程，个体特性是通过测量或评估获得的。例如护理学生在临床实践课结束后要求参加毕业考试，成绩合格者准许毕业并获得学位，但若某学生毕业考试成绩为59分，对照要求（标准）判断该学生未能达到要求，进一步综合判断结果是该学生可以毕业，但不能获得学士学位，这就是一个评价的过程。

二、测量、评估和评价的区别与联系

1. “测量”一般只用于可量化的事物，而“评估”则既可用于可量化的事物，又可用于非量化的事物。

2. 测量和评估的本质是事实判断，所谓事实即客观存在，事实判断是以客体的本质和规律为对象，探讨客体“是怎样的”“是什么”，探讨事物的现象、本质和规律等属性。

3. 在测量或评估获得信息资料的基础上，才能开始评价的过程，依据一定的标准判断事物的价值。评价实质上是价值判断，突出价值观，充分重视对问题的分析与评判。价值判断是以客体与主体需要的关系为对象，探讨某一特定的主体对特定的客体有无价值，并以认识、情感、意志等多种形式的综合来反映客体与主体需要的关系。

第二节　教育评价

教育基本理论研究、教育发展理论研究、教育测量与评价研究是当前教育科研三大研究领域。从国家教育行政系统的管理，各类学校教学工作的评定，以及学生学习质量和教师教学效果的测定，都要应用教育评价的理论和方法。

一、教育评价的意义和对象

教育评价是针对教育问题，按照教育规律，对教育目标实施科学化判定的过程。教育评价的对象可以涉及教育的一切方面，如教育体制、教育目标、教育管理、教育内容、教育方法乃至整个教育系统工程的一切领域。作为学校，教育评价应主要针对与教学质量有关的对象进行教学评价。学校各项工作都是围绕教学活动来完成的，教学是学校全部工作的中心和主旋律，是永恒的主题，提高教学质量是培养合格人才，实现教育目标的基本途径。因此，教学评价作为学校一项经常性的工作来开展，有着重要的现实意义。

广义的教育评价包括对教育活动的一切方面的评价，狭义的教育评价主要是对教学方面，特别是对学生的学习质量进行评价。

教育评价与教育测量既有联系，又有区别。测量是评价的基础，它为评价提供了信息，测量的结果是评价的重要依据，评价是对测量结果的解释。如果不进行评价分析和判定，测量结果就无意义。

二、教育评价的作用和功能

教育评价的作用归纳起来有三点：第一，以教育价值观为标准，通过评判教育效果，教育评价可以保证教育目标的实现。通过经常性评价使工作每前进一步都向着既定的目标迈进，而不是走向歧途。第二，教育评价可以调动各方面的积极性。通过评价可以区分优劣，明辨是非，总结经验，吸取教训，从而提高教师、学生、领导的自觉性和积极性，还可以调动家长和社会各方面人士对办好教育工作的积极性。第三，以科学方法为手段，通过定量分析，使教育系统的活动处于优化状态。教育是一个系统工作，通过评价，可以有组织、有计划地收集信息，分析信息，利用信息对系统内各个组成部分进行调整控制，使其处于最优化状态，取得最佳效果，达到提高教育质量的目的。

教育评价在教育活动中的作用，是通过它自身的功能表现出来的。这些功能主要有以下几个：第一，导向功能。评价是一种指挥棒，正确的导向与教育目的及人才培养方向相一致。因此，必须制定正确的评价体系，保证评价有正确的导向功能。第二，教育功能。对学生的学习、生活、就业的指导，都应从学生实际出发，因材施教，为此，必须以教育评价为依据。第三，鉴定和选拔功能。通过评价可以把各种不同能力和水平的学生加以鉴别，并为各种目的进行选拔。第四，管理功能。通过评价，教育行政部门促使教师、学生及下属单位顺利完成预定任务，达到预期目标。

三、教育评价的分类

教育评价的类型很多，可从不同角度，不同标准进行分类。

按照评价的范围，可分为宏观评价、中观评价和微观评价；按照评价的功能，可分为诊断性评价、形成性评价和终结性评价。

1. 宏观评价/中观评价/微观评价 宏观教育评价，是以教育制度、政策、思想等带全局性的教育现象或活动为对象的评价。中观教育评价，是以学校内部各方面工作为对象的评价。微观教育评价，是以学生的发展和变化为对象的评价。

2. 诊断性评价/形成性评价/终结性评价 诊断性评价是为了解被评价者存在的规律性情况，以便找到解决问题的方法而进行的评价，如对学生学业的诊断性评价。形成性评价是用以检查在教育活动过程中被评价者的进展或进步情况，并通过反馈信息保证教育目标顺利实现而进行的评价，例如教学过程中，对某章或某几章进行阶段性测验后而进行的评价。终结性评价是指教育活动告一段落后，对最终结果作出的价值判断，对被评价者达到预定目标的程度进行的评价。

教育评价应依据学习者特性设定不同的目标，采用多元化评估方法。将阶段性和终末性评价相结合、主观与客观评估相结合，兼顾过程与结果，并将测评后结果反馈给学习者，使其了解学习薄弱环节或进行补强训练，激发学习动机并从中获得成就感。

教育评价是以多元化的教育评估方法为基础的。如定量与定性评估相结合，过程性和总结性评估相结合，兼顾过程与结果，并将测评后结果反馈给学习者，使其了解学习薄弱环节或进行补强训练，激发学习动机并从中获得成就感。常见的教育评估分类如下。

1. 正式评估/非正式评估 正式评估即运用测试来获得资料，不同学生的资料要经统计方法处理和比较。像学校教育中的期末考试，护理教育中的标准化考试、临床评估等，均是正式评估，这些是被法定机构认可的。相反，非正式评估则仅是教师个人的、主观的评估，是从对学生每天行为的观察、从学生的练习以及非正式的接触或交谈中逐渐形成的。

2. 定量评估/定性评估　定量评估是指对学生进行评估时运用数量化的资料，而定性评估则是对一个学生的特性及品质等非量化的资料进行评估。例如笔试的成绩是定量资料，学生对于“有效的护患关系”的看法则属于定性资料。

3. 间断评估/连续评估　间断评估指的是在整个教学计划中，学生在某些特定时间或场合所进行的测试，例如期末考试。这种评估方法的主要缺陷在于它取决于学生在测试当天的表现，这一表现可能并未反映出这个学生一贯的表现。也就是说，间断评估所得到的资料是基于学生行为中的一小部分且可能是没有代表性的那一部分。连续评估通过评估课程或培训中学生的所有表现，从而克服了以上缺陷。

4. 过程性评估/总结性评估　过程性评估是在授课或培训过程中随时进行评估，以了解学生对课程的掌握情况，了解课程的设置是否合理，并据此对教学进行必要的改进。过程性评估着重于过程，属低风险测评，主要的目的在于透过测评来达到促进学习者改进与改善，常以观察、问答、讨论、会议、练习、操作等方式进行。总结性评估则是在课程结束后进行的，常采用期终考试的形式，以了解学生是否已经达到了教学大纲所规定的目标，进而判断其是否具有资格进行下一阶段的学习，属高风险测评，需要扎实的测评开发及严谨的质量控制。

5. 以教师为中心的评估/以学生为中心的评估　按照传统习惯，教师是评估学生的关键人物，但由于人们对以学生为中心的学习越来越感兴趣，在对学生的评估中就越来越多地包括了学生的自我评估。事实上，自我评估确实是一种在各行各业中都值得提倡的做法。

6. 成绩的评估/态度、个性的评估　评估不仅与学生成绩的衡量有关，还包括评估一个人的态度、才能、个性及智力等方面。评估成绩是看一个学生过去做得怎样，评估态度则是看他将来会做得怎样。对个性及智力的评估常常要运用一些已公开发表的标准测试。

7. 笔试评估/操作、口试评估　对学生进行评估时，可采用笔试，包括论述题测试、客观题测试和许多其他需笔试的测试方法。也可以采用口试或在临床进行实际操作评估。

四、教育评价的实施

教育评价是一个连续的活动过程，这个过程可分为若干程序或环节。学校教育评价程序有下列6个环节。

1. 选择评价对象和种类　在学校范围内，评价对象是指办学方向、水平、质量或效益等方面，也包括对教师的教学水平、质量，学生的学业成绩等进行评价。评价的种类指的是以诊断为主的评价还是以衡量水平为主的评价。前者重在评价状态和过程，后者重在评价结果，通常在多因素综合评价范围内，可兼顾两者。

2. 确立评价目标　评价目标直接来自学校的工作目标，如办学水平目标、教学目标等。它不需要量化，可通过描述的方法概括说明对象所应达到的标准。一般应将某一总目标进行分解，用一系列不同层次的目标来反映较高层次的目标。

3. 编制指标体系　指标是评价目标及标准的具体化，是可测的、行为化的和操作化的目标。一般可将目标分解后，用二至三级指标体系表征。例如，教学质量指标体系、学生思想品德指标体系。美国教育学家布鲁姆（Bloom）对教学目标进行分类分级的思想，是建立学科教学质量评价指标体系的基础。但是，目前还没有一种技术手段能把所有的目标与标准都量化成相应的指标。因此，在评价实践中，应根据具体对象，开发和选用多种方法对目标进行量化和半量化。另外，在编制指标体系时，需要规定各指标的权重。

以上三个环节，只完成了评价的准备阶段，实施阶段是由下面三个环节构成的。

4. 收集信息　可采用各种收集信息的渠道和方法来评价教学质量，主要采用测验的方法。

5. 处理信息资料　对信息的处理包括质量的判断和原因分析。目前应用最多的是概率统计方法和模糊数学综合评判法。

6. 作出评价结论　在学科评价和学生学业评价中，可用分数表示评价结果；在其他方面，也可采用评价数值与评价性描述相结合的形式。

第三节　教育测量

测量是依据一定法则，用数据对事物属性加以描述和确定。凡是客观存在的有数量特征的事物都是可以测量的。世界上的事物有物质和精神两类现象，对长度、重量等物质现象的测量称为“物理测量”；对人的记忆、思维、能力等心理精神现象的测量称为“心理测量”。教育测量是依据一定的法则，对学生的学习能力、成绩、态度、思想或教育措施进行数量化描述的过程。教育测量属于心理测量的范畴，是心理测量的原理和方法在教育领域的应用。

一、教育测量的基本要素和特点

教育测量是教育评价的基础，有广义和狭义之分。广义的教育测量几乎包括心理测量的所有方面；狭义的教育测量只包括学生学业成绩测量，也就是对学习结果即知识和技能掌握情况的测量。

（一）测量的基本要素

测量包括三个基本要素：测量单位、参照点及量距。

1. 测量单位　测量单位是用来表示测量数值多少的一个标准单元，测量单位必须要有明确的含义，具有稳定性和等价性的特征，即每一个测量单位只能有一种解释，且不随测量对象的改变而发生变化。对于同一个测量对象，不同测量单位之间是可以相互转化的。例如教育测量中有百分数单位、标准分数单位、等级分数单位等，尽管这些测量单位不同，但可以相互转化。

2. 参照点　任何测量都需要有一个计算起点，即参照点。参照点选择不同，测量结果就无法直接比较。在教育测量中，可以根据不同需要选择参照点，如百分制以零分为参照点，标准分以团体的平均分为参照点，T分数以平均分以下3～5个标准差为参照点。使用参照点时，不仅要注意不同分数之间的相互转化，还要慎重地对分数进行解释，如“零分”不等于学生一无所知。

3. 量距　量距是测量工具的量程，测量范围的大小要受测量工具量程的限制。在教育测量中，量距以能够测出全体被测对象差异且略有剩余为好。

（二）测量的特点

1. 教育测量是间接测量　由于教育测量是对学生的心理属性的测量，如学生智力、学业成绩、兴趣爱好、思想品德等，而这些通过大脑特征表现的心理属性是不可能直接测量的，却一定会在人的具体活动和行为中表现出来，即须通过人脑对一群标准刺激（试题或问卷）的反应情况来推断其智力、学业成绩和品德表现等，所以教育测量是一种间接测量，它与试题的难易程度、学生的情绪和注意力都有关系，不易精确和稳定地进行。相反，物理测量则是直接的，是比较稳定和精确的。但这不等于说教育现象无法测量，随着人类认识水平的提高和科学技术的不断进步，教育测量正逐渐发展成为一门精确的科学。

2. 教育测量单位是相对的　如果一个学生在甲校的学业成绩是70分，不见得比另一学生在乙校80分的成绩差，这是因为试题的难易程度不一定相同，评分标准也未必一致。诸如此类的事实说明，教育测量的分数单位是相对的，而物理测量的单位则是绝对的。

3. 教育测量具有复杂性　教育测量的对象是人的知识和能力，不同的时间、环境、人的身体状况、情绪等都会影响测量的结果。同时，人的心智能力涉及面广、结构复杂，这就使得教育测量情形复杂、影响因素多、工作难度大，且其测量结果不如物理测量精确。

二、教育测评的原则

进行教育测量应遵循以下基本原则：

1. 客观性原则　评价要反映客观教育规律，反映事物本质的重要因素及其内在联系，以典型指标保证评价的真实准确，不能主观臆断或掺杂个人感情。

2. 可比性原则　评价要具有可比性，尽可能做到标准化和规范化。

3. 定量化原则　事物的质和量总是联结在一起的，质要通过量表现出来，量制约着质。因此，评价工作要坚持定量化原则，对难以量化的指标，可先定性评价，然后用模糊数学方法、教育统计与测评导论法及数量化理论进行二次量化，同时对某些教育活动应定性和定量评价相结合，相互补充、取长补短，使评价更加全面。

4. 动态性原则　教育过程是一个复杂的动态系统，要对被评价者的发展变化状况作出评价，同时要对被评价者已经达到的水平作出判断，即将静态评价与动态评价相结合。

5. 可行性原则　指标体系和评价方法应力求简易可行，切忌繁琐。

6. 科学性原则　科学性原则是指教育评价过程的各个环节（如编制指标体系，评价方案和实施等）要遵循客观规律，符合科学要求。

三、教育测量的实施

教育测量是一个连续的活动过程，这一过程通常是先确定评价指标体系和衡量准则，然后选择测量方法及工具，最后分析整理资料，从而作出判断决策。

（一）指标体系的确定

进行教育测量，首先要有一个科学和统一的标准，即指标体系。它不仅为评价对象树立了一个量标和尺度，同时也对教育工作起着导向和推动作用。教育测量的内容极为广泛，指标体系也随评价的对象而有所不同。

19世纪30年代，美国教育学家泰勒（Tyler）认为教育评价就是衡量教学活动达到教育目标的程度，提出了一套以教育目标为核心的课程编制和测验编制的原则。1948年，在波士顿举行的美国心理学大会上，有学者根据Tyler以教育目标为评价中心的理论，提出应对教育目标进行分类，以使测量和评价的研究者有共同的语言。教育目标的第一级分类，包括认知、情感和精神运动三个领域。1956年布鲁姆（Bloom）等人完成了认知领域指标体系的制定；1964年克拉斯沃尔（Krathwohl）完成了情感领域指标体系的制定；至今尚没有公认的精神运动领域的指标体系。

1966年，伊利诺伊大学医学教育研究中心的MeGuire根据Bloom的分类，结合医学教育的实际对教育目标分类系统进行了简化，特别是在评价医学生的教育质量时，将目标简化为知识、技能和态度三个领域，每个领域再分为三个由浅到深的层次，并成功地用于医学考试方案的设计。这一评价教育质量的指标体系，已被世界卫生组织推荐，也被医学教育界广泛接受，成为医学教育测量和评价的重要准则。

一般来说，在具体制订指标体系过程中，应注意如下原则：①主要性原则，评价指标应能反映评价对象的主要成就和水平，力求简明易行。②可度量性原则，评价指标应易于做到数量化。③可比较性原则，评价指标应在部门、个体间具有可比性，尽可能做到规范化和标准化。对不可比较的指标，应尽量避免，且力求选取为社会所公认的结果作为指标。④可分解性原则，评价指标应具有可分解的性质，力求层层细化，具体明确，使之成为按顺序发展，层层深入的完整体系。这不仅利于测量指标的确定，也利于管理上的落实。⑤可引导性原则，评价指标要对学校的工作具有引导和促进作用。

（二）教育测量的工具

要想顺利地、科学地进行评价，还必须掌握教育评价的工具。评价的工具是指对被评价者进行测定时所使用的方式和手段，常用的评价工具有：考试和测验、问卷、座谈、观察。

考试和测验是广泛采用的一种评价手段。一般说来，认知领域低层次目标的考核，以采用固定应答型测验方法为好，这类题型题量多，考核的覆盖面广，评分客观，可靠性高。深层次的考核，则以自由应答型考试方法为宜，如论述题、口试、实践性考核等。随着客观考试的兴起，固定应答型考试方法，如多选题，在国外医学教育界有全部或部分取代传统论述题的趋势。为了科学有效地进行评价，必须保证测验的质量，使信度、效度、区分度和难度在适当范围之内，在条件允许时，最好采用面试和笔试兼用的方法。

问卷属于书面调查方法，通过对问题进行回答的方式收集教育评价的资料。问卷的形式很多，主要采用自由记述的形式。对问卷的结果，可以作为评价资料，不宜用作评定成绩。为了保证问卷的可靠性和有效性，应在问卷实施之前，进行分析、试测、加工修改等工作。

座谈是通过谈话了解情况，收集评价的资料用于了解学生学习态度、兴趣和习惯，也了解学生对教师教学的反映，教师对领导的反映等。座谈可以围绕若干具体问题进行自由发言，也可以规定一个范围自由交谈。座谈要做好准备，有明确目的，对资料进行恰当分析才能作出正确评价。

观察记录也是教育评价的工具之一，是指对被评价者的日常活动情况，有计划有目的地进行观察，写出记录，作为评价的资料。要注意做全面系统的观察，不以点代面。对观察的结果要进行分析整理，然后作出评价。

（三）测量资料的分析

测量资料的分析，可分为两类：一是质量的判断，如教学态度、教学能力、教学方法等行为判断和效果判断；二是原因分析。两者互有联系，一般是在质量判断的基础上，针对发现的问题，再进行原因分析。

质量是由多种因素综合决定的，一般都要对多因素进行综合分析方可作出判断，如学生的学习质量。目前所采用的方法很多，如量表计分法、层次分析法、质量分布矩阵法、数学模型法、模糊数学法等。但概括起来，主要是概率统计方法和模糊数学综合评判的方法。概率论是研究随机现象的，而模糊数学是研究模糊现象的。由于教育过程许多问题的本身不能按“非此即彼”进行评定，往往存在着中间过渡状态。因此，在教育评价中，应用模糊数学进行综合评判的方法更为科学。

在进行质量分析时，由于影响质量的因素很多，往往不能同时解决。因此，需要从众多的因素中找出影响最大、次数最多者，以便集中力量先解决主要问题。唯一原因选择法或等级评定法即属常用原因分析法。苏联教育家巴班斯基曾对3000名学习差的学生进行调查，将影响差生学习的最主要的原因汇总如表2-1所示。由表2-1可见，先集中解决前三项原因，即可使66.5%差生的成绩得到改善。

表2-1　影响学习成绩的原因及频数分布

次序	学习成绩差的原因	次数	累积百分数
1	没有掌握好学习的基本技能	1020	34.0
2	认识过程发展中的缺陷	615	54.5
3	家庭学习条件差	360	66.5
4	体质太弱、疲乏	300	76.5
5	学习态度不端正	270	85.5
6	知识基础差	240	93.5
7	意志力薄弱，纪律性差	195	100

当找到影响教学质量的主要原因之后，为了制订具体措施，可对各原因进行层层分解，直到具体措施易于落实为止，这种分析方法，可用图2-1表示。

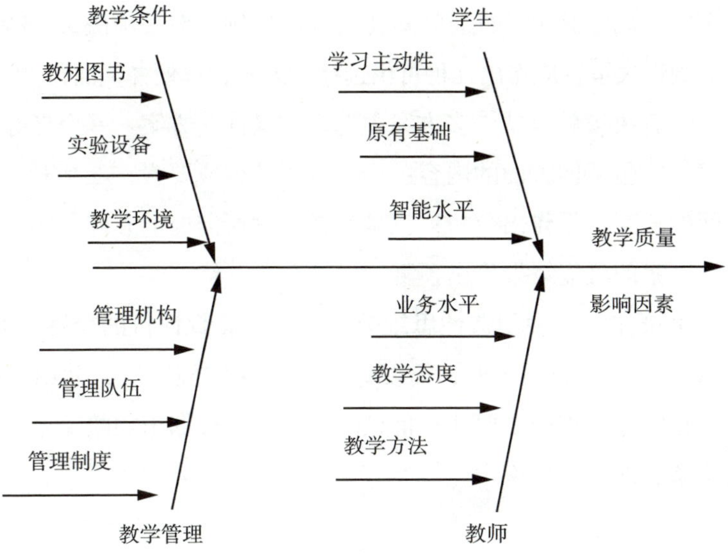

图2-1　影响教学质量的因素分析模式

（四）教育领域的决策

教育者依据测量的结果可以做出很多重要的决策，如教学、等级评定、诊断、选拔、安置、咨询和指导、项目和课程、管理决策等。教学、等级评定、诊断等决策，多由课程教师基于自己编制的测验做出，有时也采用标准化测验；后五种决策，往往是由测验专家、教育管理者或委员会做出的，多采用标准化的能力或成就测验。

教育活动是一个复杂的过程，各个方面、各种因素纵横交织，互相联系，互相制约。决策中的微小失误，特别是带有全局性的宏观决策，都会引起连锁反应。为了提高决策的科学性，在决策过程中应遵循如下原则：①信息准确全面原则。信息是决策的基础，信息、资料的质量越高，越真实可靠，信息、资料越全面，决策的基础就越坚实，越具有科学性。②可行性原则。决策是为了实施，因而必须是可行的。为此，必须经过慎重的论证，周密的审定，确定其可行性。③对比选优的原则。对一项决策，特别是宏观性决策，应作出几种可供选择的方案，以便择优而行。

教育决策就是从许多方案中选定"最优"方案。一个良好的方案，应包括四方面的内容：一是方案的构成要素；二是对各要素间的相互关系作出分析；三是实施方案所需要的条件；四是对实施方案的可能结果作出预测。

决策作为一种创造性思维劳动，不是教育评价的最终目的，其目的在于实施。为此，需要进一步制定实施方案，并组织落实。在实施过程中，要注意信息的反馈，并根据出现的偏差，进行调整，即追踪决策。

第三章

教育测验的编制与实施

任何测量都有测量工具，测验是教育测量的常用工具。进行教育测量的第一步是编制测验。编制出一个好的测验，是实现教育测量科学性的基本前提，同时，只有正确地使用测验，才能实现一个好的测验的科学功能。本章将讨论编制教育测验的基本程序与使用教育测验的若干基本原则。

第一节 编制教育测验的基本程序

不同性质的教育测验，其编制方法有所不同。学绩测验与能力测验的编制应有所不同，能力测验与人格测验的编制也会有所差异。但不管编制测验的具体技术、过程和方法有多大差异，其基本程序是一致的。总的来说，编制一个可供使用的标准化的教育测验，一般要经过以下几个步骤：①确定测验目的；②制订编题计划；③编辑测验项目；④预测与项目分析；⑤合成测验；⑥测验标准化；⑦鉴定测验；⑧编写测验说明书。

一、确定测验目的

这一步主要解决3个问题。

1. 明确测量对象　也就是明确要测量的是那些个人或团体。通常以年龄、性别、职业、受教育程度等指标来区分测量对象。

2. 明确测量目标　也就是要明确测量的是能力、人格，还是学业成就等。还需进一步把目标具体化，例如要测量人的态度，必须按照态度的定义分为认知方式、情感表达和行为倾向三个层面，并给出这三个层面的操作性定义，然后按照操作性定义编制测验题目。

3. 明确测量用途　明确测量用途，也就是明确编制的测验是用于选拔人员，还是用于验证理论假设。用途不同，编制测验时的取材范围以及测验题目的难度也不尽相同。

二、编辑测验题目

编题计划是对编制测验的总体构思。编题计划要涵盖的信息主要有两个方面：一是全面而有代表性的测验内容，反映所要测量的领域；二是对各个内容点的相对重视程度，通常用百分比来标明。学绩测验、能力测验和人格测量都有各自的编制原理。在编辑测验项目时需要解决以下问题：

（一）收集测验资料

一个测验是否有效，取决于该测验能否测得研究者所要测得的东西。因此，需要收集适当的测验资料。测验资料必须遵循三个共同原则：①资料要丰富。能力、人格等是复杂的多维度心理结构，不能仅凭一两种简单的条目去推断一个人的智力或人格特征。例如编制人格测验，需要收集描述人格特征的大量词汇、临床观察的资料、已有的人格测验量表中的测题等。②资料要有普遍性。所收集的资料对于不同文化背景、不同经济地位、不同地区的个人或团体，应当是公平的，应尽可能避免特殊知识、经验对测验结果的影响。③资料要有趣味性。资料的趣味性可以减少学习者因缺乏足够的动机而引起的测量误差。

（二）选择项目形式

在教育测量中，必须将测验项目以某种形式呈现给学习者，而测验项目呈现的形式取决于学习者的年龄、人数的多少、测验的目的、测验项目的性质等因素。例如在学绩测验中，如果要考查对概念和原理的记忆，宜采用简答题；要考查综合运用知识的能力，则宜采用论述题。测验项目的确定有几条原则：①学习者对测验方法容易明了；②学习者在完成测验时不会因测验项目的形式不当而答错；③测验过程省时；④计分省时省力；⑤经济。

（三）编写测验条目

编写测验条目是一个反复修改的过程，包括修订意思不明确的词语、删改一些重复和不适当的题目、增加有用的题目等。应注意以下几方面：①测验条目真正反映测量现象的特征，以保证测验结果的有效性；②测验条目的取材范围要同编题计划所列项目一致；③测验条目的难度应有一定的分布范围，以鉴别不同能力或不同知识水平的人员；④语言要力求精炼简短，浅显明了；⑤初编题目要多于最终所需要的题目，以备筛选或编制复本；⑥测验条目的说明必须简明。

（四）预测和项目分析

预测的目的在于收集学习者会对测验项目作何反应的资料。预测既能提供如题目语意不清等质的信息，也能提供检验测验条目优劣的量的指标。预测应注意：①预测对象应来自正式测验拟应用的群体，人数不必太多，但要有代表性；②预测的情境应力求同正式测验的情境一致；③预测的时限可以适当延长，以便每一位学习者都能完成题目；④施测者应对学习者的反应加以记录，以便修改条目时做参考。

条目分析就是对预测结果进行统计分析，确定条目的难度和区分度。由于预测的样本量小，可能会有取样误差，因此可对来自同一总体的两个样本施测，然后分别进行测验条目分析，比较两个样本的分析结果是否一致。

（五）测验标准化

标准化是指测验的编制、施测、评分以及解释测验分数的程序的一致性。具体包括下列内容：

1. 测验内容　标准化的首要前提，是对所有学习者施测相同的或等值的题目，测验内容不同，所得的结果就无法进行比较。

2. 施测过程　标准化的第二个条件是所有学习者必须在相同的条件下施测。包括：①相同的测验情境。②相同的指导语。包括向学习者说明测验的目的，说明如何对测验项目做出反应。指导语必须事先拟好，力求清晰、简单、明了，不致引起误解。③相同的测验时限。测验的时间限制是测验程序中的重要方面，不同的测验对时限要求也不相同。通常的时限定为大约90%的学习者能在预定的时间内完成全部测验项目即可。

3. 测验评分　评分的客观性是标准化测验的第三个条件。评分的客观性意味着有两个或两个以上的评分者对同一份测验试卷的评定是一致的。一般来说，不同评分者之间的评分一致性在90%以上，可认为评分具有客观性。

4. 测验分数的解释　某一测验分数，只有与一定的参照标准相比较，才能体现出它所代表的意义。在心理和教育测验中，建立参照标准的过程也就是建立常模的过程。建立常模的方法，是在将来要施测的全体学习者中选择有代表性的一部分学习者（称为标准化样本）进行测验，将所得结果加以统计分析，得出这个标准化样本的平均数，即为常模。对某一学习者分数的解释要与这一学习者所属团体的常模作比较，才能说明该学习者分数所代表的意义。

（六）鉴定测验

测验编好后，必须对其可靠性和有效性进行鉴定，以便确定该测验是否可用。对测验的鉴定，主要是确定其信度系数和效度系数。

（七）编制测验说明书

测验说明书向测验使用者说明如何使用该测验，以保证测验的信度和效度。说明书应该包括：①本测验的目的与功用；②本测验的理论依据；③实施测验的方法；④测验的标准答案和评分方法；⑤关于测验的信度、效度资料的说明；⑥常模表，即如何依据常模解释测验结果。

第二节　测验的实施

测验一经证实信度和效度良好，并已获得常模资料，便可以正式使用。测验的使用主要涉及两个问题：①如何实施测验才能保证测验分数尽可能少地受施测过程的影响；②如何解释测验分数才能保证学习者的心理不受伤害。

一、测验的实施过程

教育测验的基本原理在于：通过观测学习者在测验情境中的行为样本，可以推断个体一般行为特征。换句话说，根据测验分数，可以预测学习者可能做出哪方面的工作成绩。但实际测验分数不仅包含了与测验目的有关的变量引起的分数（真分数），而且可能包含了与测验目的无关的变量引起的分数（误差）。换言之，测验分数不仅决定于测量工具本身，也受测验过程的影响。因此，在施测过程中，施测者应了解哪些因素会影响测验分数，并进一步对这些因素进行适当的控制。

（一）施测前的准备工作

1. 准备好测验材料　施测者必须把施测中所要用的材料，按一定顺序放置在适当的位置，使学习者易于看到和找到。例如在操作测验里，要求学习者做血压测量操作，施测者必须将用物按规定的顺序和位置放在学习者面前，如果不事先熟记用物放置的顺序，可能会手忙脚乱，导致有的学习者因用物准备不佳，丢失了不应该丢失的分数。

2. 熟练掌握施测流程　为了掌握施测流程，必须对施测者进行必要的培训。培训内容包括：①熟悉测验内容；②掌握施测步骤；③掌握计分方法；④掌握解释分数的技巧。

3. 熟练使用测验指导语　施测者应熟记测验指导语，并能用口语清楚而流利地说出。凡是要求念读的指导语都不应念错、停顿、重复或结巴，否则会影响测验分数。

（二）指导语

教育测验的指导语，通常包括对测验目的的说明和对题目反应方式的解释。指导语直接影响学习者对测验反应的态度和方法。有人曾以三种不同的指导语，对三组学习者实施同一智力测验，结果显示，将该测验说成“智力测验”的一组成绩最高，而将其说成“日常测验”的一组成绩最低。指导语的主要作用是使学习者按正确的形式对题目做出反应。一般的能力测验和成就测验都要求有标准时间限制，因为速度是能力测量中的一个重要因素，而人格测验和态度测验一般不要求有时间限制。

（三）测验情境

测验情境包括测验场地（通风、光线、噪音）以及施测者的特征（行为、年龄、性别、表情）等。这些因素都会影响测验分数，因而需要加以必要的控制，使其对每一个学习者都保持相同。施测者的态度对测验分数也有影响，施测者的微笑、点头，或者说暗示的语言都要严格控制。

（四）测验焦虑

测验焦虑是指学习者因接受测验而产生的一种忧虑和紧张的情绪，它会影响测验结果的真实性。例如进行操作性测验时，由于过度紧张，手眼会失去良好的协调性。因此，在测验时，应注意稳定学习者的情绪。施测者有时可以利用保证测验结果绝对保密或鼓励学习者等方法来消除测验焦虑。在实施测验时，施测者的以下四种态度容易使学习者产生过度的焦虑，应尽可能避免：①以测验来威胁学习者，以使学习者循规蹈矩；②警告学习者一定要尽力，因为“这项测验很重要”；③告诉学习者答题要快，只有这样才能在规定的时间内完成；④恐吓学习者说“如果测验失败，会有严重的不良后果”。

（五）与学习者建立良好的协调关系

在心理和教育测量学中，良好的协调关系是指施测者努力设法引起学习者对测验的兴趣，取得其合作，以保证个体能控照标准测验指导语行事。在做能力测验时，应要求学习者集中注意力于当前的任务，并要求其尽最大的努力来完成。鼓励学习者努力完成测验，争取其的合作，使其表现出真实水平或实际情况，这并意味着在学习者不会做题时可以给其提示、暗示或者任何方式的帮助，因为这样做同样会使测验分数失去检测的作用。

（六）评分技术

在标准化的心理和教育测验中，测验与答题卡通常是分开的。学习者将测验项目的答案直接记录在专用答题卡上。另外备有一个标准答案卡，评分时只要将学习者的答案逐一与标准答案相比较，即可评定学习者应得的分数。

二、测验分数的解释

测验分数的解释涉及两个方面：一是如何看待测验分数的意义；二是如何向学习者报告测验分数。

（一）如何看待测验分数的意义

关于测验分数的解释，高德曼（Goldman）曾提出一个含有三个维度的解释模型，可作为解释测验分数的参考。他提出解释测验分数的类型有四种：叙述性解释、溯因性解释、预测性解释和评价性解释；资料的来源有测验资料与非测验资料两种；资料的处理方法有机械处理与非机械处理两种。将此三个维度加以组合，可有4×2×2＝16种不同的解释方式。

就解释类型而言，上述四种解释类型代表了四种不同层次的解释方式。每种解释类型的含义如下：

1. 叙述性解释　叙述性解释是指描述个人的特征状态。例如这个学生是一位怎样的学生？聪明的？中等的？愚笨的？

2. 溯因性解释　溯因性解释是指追溯过去，以解释个人目前的发展情况。例如她为什么会这样？她的成绩不高是否是情绪困扰的结果？或缺乏学习的兴趣？或过去的失败所致？

3. 预测性解释　预测性解释是指预估个人未来的可能发展情形。例如她在数理科方面的发展是否比在文科方面的发展更能成功？她是否可能成为一个优秀生？

4. 评价性解释 评价性解释是指作价值的判断或作决定。此种解释是依据上述几种解释而作的判断。例如是否准许通过培训考试?

就资料的来源而言，测验资料是指由各种标准化测验得到的分数，非测验资料包括学校成绩、家庭背景、晤谈和观察所得的资料。就资料的处理方法而言，机械处理包括常模对照表、预期表、侧面图分析及回归预测等统计处理，非机械处理又可称为临床诊断处理，采用归纳与演绎的推理方法，综合评判资料的意义，此种方法比较主观、直觉与模糊。

在解释测验结果前，首先，对所做的具体测验（包括它的常模的代表性、信度、效度、难度等）要有所了解；其次，对学习者的情况（文化程度、职业、是否可能接触到测验中的问题）要有了解；最后，还必须结合测验时的具体情况，如是否有干扰，学习者当时有无情绪波动或身体不适等。同一个分数可能是由于不同原因造成的。

在解释测量分数的意义时，应遵循几个基本原则：①施测者应充分了解测验的性质和功能。应知道测验能测什么，不能测什么，分数在使用上有何限制。②对导致测验结果的原因的解释应慎重，防止片面。个体在任何测验上的分数，都是他的遗传特征、测验前的学习与经验以及测验情境的函数，这三个方面都对测验成绩有影响。③必须充分估计测验的常模和效度的局限性。为了对测验分数做出确切的解释，仅有常模资料是不够的，还必须有效度资料。在解释分数时，一定要从最相近的团体、最相匹配的情境中获得资料。④解释分数应参考其他有关资料，如受教育经历、文化背景、习惯、态度、兴趣、动机、健康状况等。⑤对测验分数应以“分数段”来解释，而不应以“特定的数值”

来解释。由于每一个测验均会受到测量误差的影响，因此在解释测验分数时也应允许此种测量误差的存在。⑥对来自不同测验的分数不能直接加以比较。即使两个测验名称相同，但由于所包含的具体内容不同（因而所测量的特质不完全相同），建立标准化样本的组成不同，量表的单位（如标准差）不同，因此其分数并不具有可比性。

（二）如何向学习者报告测验分数

如何向学习者报告其测验分数，使其更好地理解分数的意义，是一件非常重要的事。下面所列举的一些原则，可作为报告测验分数的依据：①使用学习者所理解的语言；②保证学习者知道这个测验测量或预测的是什么；③告诉学习者分数解释的参照体；④告诉学习者分数不是一个精确的值；⑤分数只是决策的依据，而不是决策本身；⑥充分估计分数可能给学习者造成的影响；⑦测验结果应向无关的人员保密；⑧对低分者的解释应谨慎小心；⑨提供适当的引导和咨询服务。

解释完分数后，宜鼓励学习者表达对测验结果的感受，如果发现学习者对分数有误解或表现出不良的态度，则应立刻采用咨询技术予以恰当的引导，以免学习者产生自卑心理或造成其他的不良影响。

第四章

教育测验的质量评价

20世纪初期，科学的测量方法被引入到心理学和教育学的研究领域。传统教育测验多以标准化的试题测验为主，强调对相应学科知识内容的掌握。新型测量方法更加重视有意义的学习过程，关注学生是否能够达到预定标准。一般情况下，教育测验模式分为常模参照模式和标准参照模式两种。其中，常模参照模式强调评价标准的相对性，标准参照模式强调评价标准的绝对性。在教育学领域，如何建立有效、可信、可接受的测量方法，并对其进行质量分析，确保合理解释测量结果和实现测量的科学化，至今仍面临巨大挑战。

第一节　测量的模式

从测验中直接获得的原始分数，只有在与一定的参照体系进行比较时才有意义。就像在物理测量中测量山的高度，需要明确是参照海平面，还是参照某个指定物体的高度。教育测量的模式，根据其解释、评价和使用测验分数所依据的参照标准，分为常模参照测验（norm-referenceed tests）和标准参照测验（criterion-referenceed tests）。如果解释测验分数的参照体系是被试所在群体被测特征的一般水平或水平分布状态，该参照体系就称作“常模”，以此来解释测验分数的测验就被称作“常模参照测验”。如果参照体系是社会在所测特征上的客观要求或某个指定的外在标准，该参照体系就称作“标准”，以此来解释测验分数意义的测验被称作“标准参照测验”。

一、常模参照测验

（一）定义

在常模参照测验中，一个人的分数是通过与其他人的比较来进行解释的，可以直接或间接地表示为此人的得分在某个比较团体中的相对等级。如用于测量美国中小学学生知识水平的斯坦福成就测验（stanford achievement test，SAT），就是以所有学生得分的正态模型作为参考，成绩分析报告包括3个方面的指标：①年级等值，即该学生成绩（百分点、正态曲线的位置）相当于几年级的水平；②百分点排序，说明在所有参与考试的学生中，该学生的得分高于所有学生的百分之多少；③正态曲线等值，即将实际得分标准化，查看其在正态分布曲线下的面积值，可用于比较不同测试间的分数。

作为一种测验，常模参照测验对被试进行的是客观而标准化的测量，其施测过程、指导语、所使用的工具、测验的环境条件、分数的评定和解释完全规范化、符合统一要求。该测验的测量对象为被试的行为样本，即由特定测量操作所导引的被试的外部表现。这种外部表现是一种实际显现的，可观察到的行为活动，由被试应予考察的心理特征、结构、状态、水平决定。

（二）常模编制的基本步骤

常模是测验所应该测量的被试群体在所测特质上的一般水平或水平分布状态。这种心理特质应该是某特定群体在一定时段内普遍地、稳定地存在着的心理特质，需要坚持客观性原则，运用严格科学的方法来测得。编制常模通常需要把握3个主要环节：对被试进行科学抽样，即选择常模组；科学编制和实施测验，将常模样组被试的应予考察的行为样本引导出来，获取实测数据资料；进行合理的统计分析，按实测资料将一般水平分布的具体数值形式确定下来，从而建立测验的常模。基本步骤如下：

1. 确定测验将要应用的总体。为了得到可靠的常模，需明确所测量群体成员应具有测验所欲测量的心理特征。将具有该心理特征的所有人视为总体，测验编制者需从总体中选定具有代表性的一个群体，即常模团体。如对于能力测验，常模团体通常包括具有相同年龄或教育水平的人。

2. 根据测验群体，选定最基本的统计量，如平均数、标准差、百分位等级等。

3. 决定抽样误差的允许界限，如平均数的抽样误差等。

4. 设计具体的抽样方法。为保证将抽样误差控制在特定的范围内，根据选定的抽样方法，估计出所需的最小样本容量。在此基础上对该群体进行抽样，得到常模团体。

5. 对常模团体施测，获得团体成员的测验分数及其分布，并计算样本统计量及其标准误等。

6. 确定常模分数类型，制作常模分数转换表，即常模量表。常模量表是根据标准化样本的测验分数经过统计处理而建立起来的具有参照点和单位的测验量表。在这个量表上，被试可根据自己的测验分数找到自己在团体中所处的地位。

7. 编写常模化过程和常模分数的书面指导材料。重点包括抽取常模团体的书面说明，以及常模分数的解释指南等。

此外，需要重点说明的是：在为测验编制常模之前，首先要对测验的质量进行分析，以保证测验的质量。因为要保证为测验所建立的常模是科学的，其先决条件是测验本身是高质量的。测验本身质量不高，无论常模团体的选择多么合理，施测过程如何规范，资料怎样科学，仍然无法编制出能够客观准确反映被试在所测特质上的实际一般分布状态的常模量表。

（三）常模参照测验的应用

常模参照测验的目的是为了将学生的成绩与其他学生进行比较。为解释测验分数，测验常模提供了一个可以比较个体测验分数的标准。将个体测验分数与常模群体相比较的过程，就是常模参照解释。百分位等级是常见的常模类型，提供了一种在量表上从1%～100%的个体排序的方式。一些标准化测验，尤其是学业成就测量的编制，提供转化表来说明所有可能的分数在常模群体中的百分位等级。

自从第一次世界大战以来，标准化测验得到了广泛的应用，并几乎所有的测验都是常模参照测验。在美国，从幼儿园到中学每年约有4.6亿学生接受15亿人次的标准化测验，美国已成为编制和使用测验最多的国家。无论是监测一个国家的教育基础成就水平，还是进行国际间教育成就水平的比较与评价；无论是进行教育评估、教育教学诊断、学生选拔和入学考试，还是检验教育改革效果，标准化成就测验都是必备测验之一。

由于常模参照测验比较客观公正，具有良好信度和效度，且容易实施，故该测验模式长久以来一直是最常被使用的教育测验方式。但是，20世纪50年代后，特别是60年代早期，人们对这种测验的不满日益增加。教育界对这种常模参照测验的批评主要有三点：第一，过分强调评比功能，认为鼓励“竞争”会带来副作用，易伤害学生的心理和扼杀学习动机；第二，具有性别、种族、文化等偏见，用测验选人对某些团体可能不公平，常不利于弱势文化和社会底层人群；第三，此种测验与教学联系不紧密，试题虽然涵盖广泛的内容，但教师为了应对测量形式，可能偏重简单的问题，反而忽略了高层次认知能力的培养。

二、标准参照测验

（一）定义

标准参照测验（亦称目标参照测验）（criterion-referenceed tests）指的是被试与客观的标准相比较的测验。客观标准，即是学习目标。使用标准参照测验，被试的成绩取决于自身对特定知识和技能的掌握情况。

标准参照测验的主要目的在于了解个体在所规定的测量内容上的行为水平，因此其出发点是个体本身的绝对水平，而不再是个体间的水平差异。标准参照测验是根据某一明确界定的内容范围而编制的测验，且根据某一明确界定的行为标准直接解释被试在测验中所得结果。

在这一定义中，“内容范围”的概念是首要的，在编制测验之前，必须对所欲测量的内容范围做出清晰的界定，并给予严格的操作定义。测验题目的选择限定在这样的内容范围内，并强调必须依据内容范围的一个代表性样本构成测验的所有题目。由此，就有理由将被试在测验中的成绩推论到测验所欲测的内容范围中，并可以对被试在所测内容范围内所达到的水平作出评价。

“行为标准”是上述定义中的另一个重要概念。标准参照测验的目的一般在于了解被试在某一行为领域的绝对水平，从而判定其是否达到了从事此项行为的最低标准，比如中学会考的目的在于判断考生是否达到了中学毕业所要求的最基本的知识技能水平；各种专业化资格考试的目的在于考查考生是否具备从事这一专业所要求的最低水平等。因此，标准参照测验的分数一般是依据某一绝对的标准进行解释的，这一标准一般称为“分界点”，且该“分界点”的确定是建立在明确界定内容范围的基础之上。

一般意义上说，当一个测验是以某一明确界定的内容范围为基础编制而成，并且其分数是参照该内容范围所要求的绝对标准进行解释时，我们便称这一测验为一个标准参照测验。测验的编制方法可参照第三章。

（二）标准参照测验的应用

标准参照测验旨在考查被试是否达到了预先规定的标准，如驾驶执照考试。这种测验只关注考生是否达到了应该达到的水平，而不去管别的考生怎么样。在标准参照测验中，确定“合格”或“掌握”的标准是标准参照测验取得成功的关键。

学校教育中，标准参照测验往往是针对某几个特殊的知识点而设计的，题目覆盖面广，需尽可能地把所学的重要知识都反映出来。为全面了解学生的掌握情况，标准参照测验不刻意拉开学生间的距离，题目该难就难，该易就易，完全随知识点的要求而定。严格地说，如果学生掌握得都很好，都是100分也没问题。反之学生掌握得都不好，都不及格也行。

标准参照测验关心学生有没有达到预定的学习目标，而常模参照测验着重于学生之间的比较。常模参照测验适用于选拔性考试和总结性评定；而标准参照测验适用于诊断和发现学生的不足，为改进教学提供反馈信息。在实际运用中，常模参照测验和标准参照测验并非完全对立。对某一份试卷，既可以按成绩的好坏将学生分成不同的等级，也可以考查是否达到了教学目标。

标准参照测验在国外很受推崇，这种测验已成为评价学校教学和学生学习情况的重要手段，从平时教学的单元测试到不同水平的毕业考试，几乎都属于标准参照测验。

利用标准参照测验，有助于及时了解学生对教学目标的掌握情况，诊断学生学习上的缺陷，从而有效地组织教学。同时，标准参照测验只关心教学目标是否实现，而不关心学生的学习成绩及与他人相比的高低，避免由于竞争给学生带来的心理压力。事实上只要给予足够的时间和采用适当的教学方法，每个学生最终都能达到教学目标，个体的差异仅在于学习时间的多少，而不再关乎成绩的好坏。因此，标准参照测验被广泛应用于学生的各种基础水平测试及各种证书考试中。

第二节　测验的信度与效度

一、信度

信度是指测量结果的一致性或稳定性。任何类型的测验，都应该保证测验结果的信度，即对同一施测对象多次施测所得的结果之间应该具备高度的一致性，从而可以将测验结果归于个体真实水平而非随机误差所致。

（一）常模参照测验的信度估计

在常模参照测验的信度评估中，通常以相关系数作为信度指标，相关程度越高，信度就越高，测验就越可靠。然而，由于以相关系数表示的测验信度的高低，在很大程度上受到学习者团体异质性的影响，即被试异质性越高，测验分数分布就越广，与真实值的相关系数越高，测验信度相应也就越高。一般来说，共有3种检验信度的方法：重测信度、内部一致性（采用分半法或α系数）以及评分者一致性信度。每种方法考虑到了能够在测验分数中导致差异的不同条件，但并非所有策略都适用于所有测验，采用哪种策略来检验信度决定于测验本身以及测验使用者在什么条件下施测。

1. 重测信度　采用重测方法来估计一个测验的信度，是指编制测验的人让参加测试的同一批人在两种不同情境下完成同一个测验，然后比较两次施测得分之间的相关。两次施测之间的间隔从几小时到几年不等，随着间隔时间的增长，重测信度会因参加测试的人或测试情境发生改变的可能性增加。因此，测验编制者报告测验的信度时，必须同时说明两次侧试之间隔时间的长短。采用重测信度时首先确定，在第一次施测和第二次施测这段时间隔内，参加测试的人在所要测量的品质上不会发生改变。另外，参加测试的人的情绪、投入程度，以及在两次测试之间出现的个人问题都可能影响他们的测验成绩。需要补充的是施测的环境，例如测验指导语、灯光以及其他分心物，都必须很相似，施测过程或受试者本身的任何差异都可能导致误差，并降低信度。

采用重测的方法来估计信度，最大的风险就在于参加测试的人可能会因为练习效应在同一测验上得到不同的分数（常常是偏高）。当被测者由于第一次的练习而在第二次参加测试时能够更快更好地解决问题的时候，我们就说存在练习效应。如果所有被测者都从练习中得到了等量的促进，它是不会影响信度的；但实际上，其中一些人更可能从练习中得到更多的好处。因此，只有在参加测试的人不会受到第一次的测验长期的影响或者两次施测的时间足够长，能够抵消这种影响的情况下，重测信度才是有效的。换句话说，在两次施测之间较长的间隔能够让参加测试的人忘记他们在第一次参加测试时所学到的东西，另外，在两次测试之间较短的间隔也可能是更有效的，因为在更短的时间内，个体和环境发生改变的可能性也小些。

为了消除练习效应，心理学家通常采用对同一群受试者实施两套在各个方面都非常相似的同质测验的方法。这种方法要求编制测验的人编制该测验的两个版本：替代性测验或平行测验，然后再用相关的方法比较两个测验的分数。这种方法提供了一个等值的测验。两个版本的测验（版本A和版本B）在尽可能短的时间间隔内实施，通常是在同一天。为了防止顺序效应在施测时，由测验排列顺序引起的测验分数的变化，一半的受试者先接受A测验，而另一半的受试者先接受B测验。

采用替代性评估的方法最大的风险在于两个版本的测验不等值。对于良好定义的特质（比如数学能力）的测验来说，很容易编制替代版本，但对于人格特质，比如自尊的测量，就很难制订这样的同质测验。举例来说，在学年之初及学年之末让学生们完成的两次成就测验就属于替代性测验。尽管我们在检验测验的信度时需要同时施测两个版本，但他们实际的作用却在于能够进行前测和后测。

2. 内部一致性信度　如果只能施测一次，可以通过只对一个群体施测一次的方法计算另一种信度，即内部一致性信度。例如米尺是标准长度，所以米尺是内部一致的。一个测验的内部一致性意味着测验的每个问题对测验所要衡量的属性都有相同的价值。

统计学家发明了一些衡量测验内部一致性的方法。分半法是较常用的方法，就是将测验分成两半，然后比较前半部分和后半部分的题目上个体所得的分数。只有两部分在长度和内容上都等价的时候，这种方法才能有效地估计信度。

分解测验最好的方法是把问题随机分配到各个组中，随机分配能够平衡分数中由顺序效应（问题被回答的顺序）、难度及内容导致的误差。如果我们分解一个100道题目的测验，我们分别得到两个50道题目的小测验。因此，在使用分半方法的时候，我们必须调整其信度系数，使其能够分半。

Cronbach（1951）提出了一个更好的测量内部一致性的方法，即用α一致性系数的公式来计算正误计分来测验的内部一致性，适用于计算反应多于两个问题的内部一致性。

采用内部一致性的方法来估计信度，对同质测验有效。当测验是异质（不只测验一种特质）的时候，对内部一致性的估计会偏低。例如对于一个应聘会计师工作的人，编制测验测量其会计原理的知识、计算技巧，以及使用电子制表软件的能力。这样的测验就是异质的，因为它测量了一个会计师3种不同的表现因子。

对一个异质测验的内部一致性的估计，只估计一个总体的内部一致性是不合适的（如分半后的α系数）。测验的编制者应该对每个同质的分测验或因素的内部一致性进行计算并报告。对会计师的测验可能有三个对内部一致性的估计：一个对会计原理的知识分测验的信度估计，一个对计算技巧分测验的信度估计，一个对使用电子制表软件的能力分测验的信度估计。Schmitt（1996）强调说内部一致性和同质是不同的概念，α系数描述了测验或分量表中的问题在多大程度上是相关的，同质则是指量表中的问题是否测量了同一个特质或维度。即使一个测验同时测量了两个因素，让一个测验包含很多高度相关的问题也是可能的。因此，一个高的α系数并不能作为一个测验只测量了一个技巧、特质或维度的证据。

3. 评分者信度　当需要评分者作出判断的时候，我们需要两个或者更多的人来给同一个测验打分，就要比较评分者们对每一个答案所作出的判断，看看他们的一致程度如何。我们之前讨论过的测量信度的方法更多关注的是测验本身是否能得出一致的分数，但评分者信度关注的则是评分者们在评分时的一致性如何。

一些测验，尤其是需要评分者来作判断的那些，具有非常复杂的评分模板和测验手册来指导评分判断。评分者对评分说明和规范的违背或者误解都可能导致最终得分的误差。因此，评分者信度或者评分者一致性成为了那些需要评分者作判断的测验的重要属性。

（二）标准参照测验的信度估计

由于标准参照测验的目的一般不在于鉴别个体差异，而在于了解个体在所测内容上的掌握水平，故在大多数情况下，被试团体在标准参照测验上的分数分布比较集中，如高中毕业会考，一般来说，绝大多数考生都能达到所要求的水平。这样一来，若用相关系数作信度指标，由于其受到分数分布的影响，那么即使测验本身具有较高的稳定性和一致性，所得的信度系数也会很低。可见，通常以相关系数表示的信度指标在标准参照测验上是不太适用的。

对于标准参照测验的信度估计，测量学家们正在不断探索适宜的统计方法，有些人也提出了一些统计指标，不过还不够成熟。现介绍如下两种方法。

1. 分类一致性信度　标准参照测验在其分数解释上最常见的做法就是将被试分类，一般是根据某一分数分界点将被试分为掌握者和未掌握者两类，称作“达标/未达标”或者“及格/未及格”。因此，分类的一致性在此就显得非常重要。

对测验的分类一致性的度量指标，称作分类一致性信度。其最简单易行也最常用的估计方法是考查被试在同一测验的两次施测中或两个复本的施测中是否被分在同一类中。具体做法类似于常模参照测验中的重测法和复本法，但统计方法和所用指标不同。在此，采用同一被试团体在两次测验结果中均被分为及格或不及格类别中的人数百分比作为分类一致性信度的指标。

将前后两次测验分别记为T_1和T_2，测验结果如表4-1所示：

表4-1　两次测验结果分类

		测验T_1	
		及格	不及格
测验T_2	及格	a	b
	不及格	c	d

根据表4-1，测验的分类一致性信度为两次施测中均及格和均不及格人数占总人数的比例，即：

$$P_0 = (a + d) / (a + b + c + d)$$

若有一个60人的团体，在某测验的两次施测中有21人均及格、12人均不及格，那么，该测验的分类一致性信度为P_0=（21+12）/60=0.55。分类一致性信度的最大值为1，说明两次施测结果对被试的分类完全一致，测验结果完全一致。P_0越接近1，说明测验结果的一致性或稳定性越高，测验越可靠。

分类一致性信度的优点在于计算简单，意义直观易懂。但由于其所采用的方法类同于常模参照测验信度评估中的重测法和复本法，因而重测法和复本法的缺点在此同样存在。此外，分类一致性信度也受到测验长度和被试分数分布的影响。不过，在分类一致性信度的影响因素中，最重要也最独特的一个因素是测验分数分界点的确定问题。分界点不同，意味着被划分为及格和不及格的标准改变，人数比例必然也会发生变化。因此，分数分界点的科学确定是评估测验分类一致性的前提。在报告标准参照测验的分类一致性信度时，必须同时提供测验的分数分界点，以及测验长度等资料。

在标准参照测验的分类一致性研究中，还有人提出其他一些指标，但它们或者计算过分复杂，或者解释不够直观，在应用上一直不如P_0广泛。

2. 内部一致性信度　内部一致性信度，是指测验内部所有题目间的一致性程度。这里的“一致性”指的是分数的一致，而非题目内容或形式的一致。因此，若测验的各个题目得分有较高的正相关时，不论题目内容和形式如何，测试都是同质的；相反，即使所有题目看起来都好像测量同一特质，但分数相关很低时，这个测验就是异质的。

统计上用cronbach α指标来检验量表的内部一致性信度，即同一维度的一组题目是否测量同一特质，取值范围在0～1。α值介于0～1，1表示这组题目完全符合“尺”的特质，而0表示完全不符合。内部一致性系数大于0.7，提示量表的可靠性较高；在探索性研究或量表题目数小于6时，内部一致性系数可以小于0.7，但应大于0.6。

二、效度

信度检验告诉我们一个测验是否能可靠地测量它所要测的内容，但只有效度检验才能让我们确信一个测验能测出它想要测验的东西。测验的效度是评价一个测验质量好坏的最重要的指标，因而效度分析在常模参照测验和标准参照测验的质量评估中同样占据重要地位。

（一）效度证据的来源

效度包含了对预定解释合理性的总体评价，有以下五种效度证据的来源：

1. *以测验内容为基础的证据* 传统上称为内容效度，这种效度来源包括了逻辑上对测验内容的检验和评价（包括测验问题、形式、用语及要求参试者所做的处理），以确定测验内容在多大程度上代表了所测量的维度。

2. *以反应过程为基础的证据* 属于结构效度的一个方面，关注的是要求参试者完成的任务或反应的类型在多大程度上与所测量的构想相匹配，这个效度来源包括观察参试者在完成测验时的表现，并在他们完成测验后进行访谈，了解他们选择特定答案的原因。这种效度来源也包括探究那些评价测验结果的人（观察者、鉴定人和评分者）如何使用确定的标准来证明或评估参试者的行为及表现等。

3. *以内部结构为基础的证据* 属于结构效度的一个方面，关注的是要求参试者完成的任务或反应的类型在多大程度上与所测量的构想相匹配，这种效度来源包括通过验证性因子分析来确定因素的存在，以及分析测验问题确定它们是否偏向于不同的组，即当参试者能力相同但属于不同的组时，在一个项目上正确的可能性不同。

4. *以与其他变量之间的相关为基础的证据*　传统上称之为效标效度，也可作为结构效度的一个方面。这种效度来源包括求出与其他测量方式所得分数之间的相关，看看是否如我们所期望的那样：与我们认为应该相关的测量工具有显著相关，而与另一些我们认为不相关的测量工具的相关不显著。

5. *以测验结果为基础的证据*　这是一种新的解释效度的方式，这种效度来源包括评价测验的积极结果和消极后果。虽然已有人提出了在大型量表评估程序中获得这类效度证据的方法，但至今仍没有关于研究者如何才能获得这种效度来源的可操作方案。

（二）效度的估计

1. *内容效度*　内容效度是衡量测验中的项目在多大程度上代表了测验要测量的构想。如果一个期中测验想要评估你对前半学期课程材料的理解，而它确实包含了前半学期课程材料的一个代表性样本，那么，这个测验就具备了内容效度的证据。与常模参照测试相同，标准参照测验注重被试在其所测内容范围内的掌握程度，因而测验本身的题目组成对其欲测内容范围的覆盖程度或代表性程度，亦即测验的内容效度在此显得尤为重要。评估任一测验的内容效度，都依赖于两个条件：一是测验有明确界定的内容范围；二是分析测验中每一道题的内容效度。一般来说，标准参照测验有相对比较确定的内容范围，可以用命题细目表表示，也可以采用专家评定的方法对题目效度进行分析，从而保留有效题目，删除无效题目。之后，还需对所有保留下来的有效题目对整个内容范围的覆盖程度进行分析。

2. *效标关联效度*　当一个测验的分数系统性地与一个相应的效标相关的时候，它就具有了效标效度。有两种类型的效标效度：预测效度和同时效度。

当需要展示测验分数与一个未来行为之间的关系时，我们使用预测性的方法来估计效度，即求出测验分数与未来某种表现或行为得分之间的相关。计算预测效度的方法：首先将一个测验应用于一个大的个体群，并将其得分保留一段预定的时间，等过了这段时间，再对某个行为（效标）进行评定，然后求出分数之间的相关。当测验分数系统性地与效标相关时，这个测验就有了预测性效度的证据。例如如果很多人都在一个职业测验上得了高分，而在之后的工作中通过表现评估和同伴评价，也说明他们表现很好，并且得分低的人表现也很差，就说明这个测验具备预测性效度的证据。

另外，对于同时效度来说，关注的焦点就不在于预期将来的行为，而是判断一个特殊测验的分数是否系统性地与测验同时收集的效标分数相关。例如雇主常常通过现有的雇员来收集效标关联效度，这样他们就可以使用一个现有的表现评估作为效标，而不需要等一段时间。如果一个表现评估表明一些现有的雇员在工作上表现很好，而且他们在职业测验上也做得很好，而工作表现差的人在测验上也做得很差，那么，这个测验就有较好的同时效度。

常模参照测验一般用测验与效标间的相关系数作为测验效标关联效度的指标，而我们已经知道，相关系数的大小受到分数分布的影响，不适用于标准参照测验。但是，效标关联效度（也称实证效度）的分析对标准参照测验来说也是重要的。标准参照测验一般倾向于根据被试在测验中的所得分数将其划分到掌握组或者未掌握组中，从而可以对被试在未来的学习或工作上取得成功的可能性做出预测，并为教学决策或一些人事方面的决策提供依据。因而，有人提出以“决策效度”（decision validity）来评估标准参照测验的效标关联效度。

以教学情境中某标准参照测验为例：测验结果依据某分数分界点分为及格和不及格两类；选用“是否接受过相应教学活动”或者教师评定结果为效标，将参加测验的被试分为“掌握组”和“未掌握组”；计算掌握组被试在测验中及格人数占参加测验总人数的比例和未掌握组在测验中不及格人数占参加测验总人数的比例；两个比例相加所得结果，即为决策效度。

3. 结构效度　结构效度不像内容效度和效标效度那么容易定义，它包括收集证据证明一个测验是建立在良好的心理学理论基础之上的。建立测验的结构效度是一个逐步收集证据的过程，证实该测验的分数与可观察的行为之间的关系符合构想之下的理论所预期的方式。

有两种建立结构效度的方法：聚合效度和区分效度。聚合效度表明那些在理论上应该与测验分数相关的构想真的与之相关，而区分效度则表明那些理论上不应该与测验分数相关的构想与之不相关。例如我们设计了一个测量婚姻满意度的测验，我们期望婚姻满意度会与一些构想相关，如共享价值观，而与另一些构想不相关，如智力。如果婚姻满意度量表上的得分与婚姻准备问卷的分数相关，那么这个测验就显示了聚合效度的证据。如果婚姻满意度量表上的得分与智力量表的分数不相关，我们就有了区分效度。如果你已经获得了一个测验聚合效度和区分效度的证据，那么你就有了结构效度的证据。

第三节 标准参照测验的项目分析

一、内容范围的确定

任何一种测验的编制，其前期工作不外乎测验目的的确定、测验内容的界定以及测验编制计划的制定。从标准参照测验的定义来看，构成测验的各个项目是否合适，测验是否有效，测验的分数是否能得到有意义而准确的解释，这一切的前提都在于测验有没有明确的目的以及与之相对应的、严格界定的内容范围。因此，对于标准参照测验而言，测验编制的前期过程尤为重要。

一个测验的内容范围包括所欲测量特质中蕴含的全部行为，它可以非常大，如数学能力；也可以非常小，如10以内的整数加法运算能力。不过，任何一个内容范围都应确定具有某些共同的特点。在此过程中，需注意以下几点：首先，内容范围应具有边界。当其边界得到明确界定时，我们就可以判定什么行为属于这一内容范围，什么行为又超出了这一范围。其次，每一内容范围的内容均可分为几类，每一类中又可分出更细更小的类，当每一类的内容及其在此内容范围内的相对重要性确定以后，内容范围就有了明确的结构。而当一个内容范围具有了明确的边界和结构时，我们便认为此内容范围得到了明确界定。

特定测验目的的确定常为内容范围的界定提供依据。若测验目的在于检验某类专业化工作的资格水平，那么通过工作分析便可界定测验的内容范围；若测验的目的在于检验教学或训练的效果，那么可以通过与特定课程或训练有关的教材、大纲以及学科专家的意见来界定内容范围。界定的结果常常以双向细目表（或称测验蓝图）形式表现出来。

命题细目表由3个要素构成：一是考查目标，包括识记、理解、应用、分析综合和评价五个方面；二是考查内容，一般可参照本学科的教学大纲和教材来确定；三是在整个内容范围中每一类内容和每一种目标相结合后所占的比重（相对重要性），这一要素主要通过专家评定获得，命题细目表完成后，试卷的编制工作即可在这一框架中进行。

二、测验项目的内容效度分析

标准参照测验的项目分析，首先要对构成测验的每一道题目是否合适以及是否有效进行分析，即内容与目标的一致性。这一过程一般缺乏客观的统计分析手段，通常采用专家评定的方法。

专家评定可以采取不同方式，其中比较直观和常用的一种方式是请有关内容领域的专家填写项目内容评定表，在五级量表上对每道题目所测内容与项目编制者所欲测量的目标内容之间的一致性作出评定，表4-2是一个测验项目内容评定表的样例。

表4-2　项目内容评定表（样例）

评估者姓名：　　　　日期：

首先，请仔细阅读选定的内容范围和测验项目；然后，请判断：您认为每一项目在多大程度上反映了其在所欲测量的目标内容。请采用4分制相关性评定。1代表“无相关”；2代表“弱相关”；3代表“较强相关”；4代表“强相关”。在测验项目的题号所对应的项目评定栏中你认为合适的等级数目上画圈。

目标内容	测验题号	项目评定
1	2	1　2　3　4
	7	1　2　3　4
	10	1　2　3　4
2	1	1　2　3　4
	3	1　2　3　4
	8	1　2　3　4
	5	1　2　3　4
3	4	1　2　3　4
	6	1　2　3　4
	9	1　2　3　4

对于测验中每一项目的内容与其目标内容之间一致性的等级评定，通常需要邀请多位专家共同进行，这样可以得到多位专家的评定结果，表4-3是9位专家所示评定表中的等级评定结果以及对此结果的一些统计数据。

表4-3　9位专家对10道题目的等级评定结果

目标内容	测验题号	专家评定结果									统计数据	
		1	2	3	4	5	6	7	8	9	平均数	中位数
1	2	4	3	5	5	4	5	5	5	4	4.4	5

续　表

目标内容	测验题号	专家评定结果									统计数据	
		1	2	3	4	5	6	7	8	9	平均数	中位数
	7	4	2	5	5	5	5	5	4	5	4.4	5
	10	4	5	5	5	4	5	5	5	5	4.8	5
2	1	3	5	3	2	1	4	5	2	4	3.2	3
	3	3	1	4	4	3	4	4	3	3	3.2	3
	8	1	3	1	2	1	1	1	1	1	1.3	1
	5	1	3	2	1	1	2	1	2	3	1.8	2
3	4	4	5	5	4	5	5	5	5	5	4.8	5
	6	4	2	4	4	4	4	4	4	4	3.8	4
	9	5	3	5	5	5	5	5	5	5	4.4	5
专家判断与中数的差异		5	16	1	5	5	2	4	2	3		

表4-3不仅列出了9位专家对10道测验题目分别做出的等级评定结果，而且给出了9位专家在每道题目上的等级评定均值和中位数，以及每位专家对10道题目所评等级与中位数的差异之和。

根据表4-3中的结果，我们可以直接分析每一道题目的内容效度并进而决定题目的取舍。若以中数为基础进行分析，表中第2、第7、第10题均是针对目标内容1而编制的，经专家评定，这3题所测内容均与其目标内容具有完美的匹配（等级评定中位数均为5）；同理，第4、第9题的内容效度亦得到很高的评价。因此，以上5道题目无疑可以原封不动地保留下来。第1、第3、第6题所测内容与其目标内容的匹配程度分别被评定为较好（中数为3）或很好（中数为4），说明这3题也还是可取的，只需根据专家意见略做修改即可。最后，第8、第5题的内容效度较差（中数为1）或一般（中数为2），说明这两题没有很好地反映出其欲测的目标内容，内容效度很低或根本不具备内容效度，对此，一般需作较大的修改或删除。

若以均值为基础进行分析，得到的结果与上述以中数为基础进行分析的结果是十分相似的。有时，为了使参加评定的专家们的意见取得一致性，也可根据每位专家在所有题目上的所评等级与中数间的差异量来决定专家的取舍。如表4-3所示，第二位专家在所有题目上的评定得出的差异之和为16，说明该专家的评定结果与其他8位专家之间具有较大的差异，所以不考虑这位专家的意见，只保留8位专家的评定结果，在此基础上得到均值和中位数等统计数据并进一步决定题目的取舍。

三、测验项目的难度和区分度分析

（一）测验的预测

测验编制完成后，须选取一定数量的被试进行预测，由此获得预测数据，然后才能在此数据的基础上对项目的难度和区分度进行量化分析。

标准参照测验的预测方法主要有以下3种：

1. *前测-后测方法* 选取一组被试，在其接受与测验目标内容有关的教学过程前后各施测1次，取得前测和后测的结果，前者表示被试接受教学前在测验中的水平，后者表示被试接受教学后在测验中的水平。

2. *已接受教学组-未接受教学组方法* 选取两组被试，其中一组已经接受了有关测验目标内容的教学，而另一组从未接受过该教学，若将测验同时施测于这两组被试，亦可获得与第一种方法含义相似的两组结果。

3. *对照组方法*　方法一和方法二都是在假设凡接受了有关教学活动的被试均掌握了教学内容的前提下进行的，即将接受教学获得的被试视为掌握组。然而，在现实情况中，很可能在已接受有关教学的被试中依然存在个别未掌握者，而在从未接受有关教学的被试中却存在个别掌握者。因此，方法一和方法二在这一点上是值得商榷的。对照组方法的提出可以说是对此缺陷的弥补：选取两组被试，其中一组被试被教师评定为掌握组，而另一组被教师评定为未掌握组。将测验同时施测于这两组被试，便可获得与上述两种方法相似的结果。

（二）测验项目的难度分析

标准参照测验的项目难度计算一般以通过率来表示。但是，有些学者认为，标准参照测验的项目难度分析并不重要，有时甚至并无必要。纯粹的目标参照测验一般注重的是所测内容范围以及被试在所测内容范围上的掌握程度。因而，若某项目为所测内容范围内不可或缺的重要内容，那么无论该项目是难是易，均应保留。目标参照测验的项目难度分析，大多数情况下只是作为项目区分度分析的基础。

（三）测验项目的区分度分析

标准参照测验应该能将已掌握和未掌握测验内容者做出最大限度的区分，因而，每一测验项目的区分度如何便成为一个值得关心的问题。测验项目的区分度一般采取两类指标：难度差值和相关系数。

1. *难度差值*　掌握组－未掌握组鉴别指数（D）：通过上述三种预测方法中的任何一种，均可得到两组数据，一组代表掌握者的水平，另一组代表未掌握者的水平。分别计算这两组在某项目上的平均通过率，记为P_a和P_b，该项目的鉴别指数为：

$$D = P_a - P_b$$

鉴别指数D的大小，可以直观反映出该项目在多大程度上对掌握者和未掌握者做出了区分。D值在-1.00～+1.00的变化，越接近+1.00，则题目区分度越高，说明题目区分掌握者和未掌握者的准确度越高。

2. 相关系数　项目得分和测验总分之间的一致性程度常被用作项目区分度的指标，同时适用于常模参照测验和标准参照测验。以相关系数为指标的区分度在-1.00～+1.00变化，当其为负值时，应检查题目存在的问题，予以修改或删除；当其为正值时，越接近1，题目越有效；当其值为0时，题目不具区分力，一般不予保留，但在纯粹的标准参照测验中应视该题所测内容在内容范围中的重要性而决定其取舍。

标准参照测验的项目区分度还可以用其他许多指标进行计算和分析，但由于这些指标所需计算比较复杂，因而在实际中并不常用，在此不作介绍。

第四节　常用标准设定方法

一、行为标准制定

回顾标准参照测验的定义，其测验结果是参照某一明确界定的行为标准进行解释的，这一标准就是测验分数的分界点，亦称切割分数线，或称及格线。根据分数分界点，可以将被试进行分类，通常分为“及格”和“不及格”两类。在这样的分类过程中，分界点的确定是至关重要的。

事实上，就标准参照测验本身而言，分数分界点并非必需。我们可以用“被试掌握了测验内容的百分之多少”来解释被试的分数，而不必在测验分数这一连续体上寻找某个切割点，进而将被试分为截然不同的掌握者和未掌握者两类。一般来说，人们倾向于认为知识的学习是一个连续的过程，知识的掌握也只是一个程度的问题，因而从理论上说并不存在可以清晰辨别的掌握者和未掌握者。这使得分数分界点的确定成为测量学家们争议最大、存疑最多的问题。

然而，在标准参照测验的实际应用中，分数分界点的确定是常见的问题。在教育领域，我们常常需要根据测验结果来判断“某学生是否达到了升级（或小学、初中、高中、大学毕业等）所要求掌握的最低知识技能水平”，从而对学生“升级”“留级”“毕业”或“肄业”等作出决策；在专业领域，也常需要根据资格或水平考试的结果来判断考生是否达到从事特定专业工作所需的最低水平，从而决定是否颁发合格证书。在这些实际需要中，我们不得不去寻找一个最低标准、一个分数分界点或及格线，将考生分为及格和不及格两类。而且，这一分界点的确定科学与否，直接决定了我们最终决策是否正确。因此，探索分数分界点的确定方法是必要且重要的。

二、分数分界点的确定

迄今为止，测量学家已经提出了许多分数分界点的确定方法，这些方法各有利弊。现介绍几种比较常用的方法。

（一）专家判定法

这种方法是在明确界定测验内容范围的基础上，由专家来判断处于临界水平的被试在每一题目上正确回答的可能性，进一步以此为标准确定分数分界点。所谓处于临界水平的被试，是指那些由未掌握水平转入到掌握水平的被试，这些被试实际上是由专家虚拟出来的。具体评定方法主要有以下3种：

1. Nedelsky法　此法由Nedelsky（1954）提出，主要针对由多选项（选项数≥3）选择题组成的测验（multiple-choice tests）。在具体实施时，先由专家来找出处于临界水平，即处于及格边缘的被试，分析这些被试在面临一道选择题的选项时，能够删除错误选项的数量。剩余未被删除的选项数量的倒数被认为是最低通过水平（minimum pass level），也被称为被试在该题的猜测分数（chance score）。例如，某测验均为选择题组成，每道题目包含四个选项。其中，某道题的答案为A。若专家判定处于及格边缘的被试可以删除B和D两个选项，那么该被试在该题上的最低通过水平为1/（4−2）＝0.5。随后，对测验中每道选择题的最低通过水平求和，就为该测验的通过标准，即及格线。若有数位及格边缘的被试，则可以将这些被试的最低通过水平总和的均数（或中位数）作为该测验的及格线。

2. Angoff法　此法由William H.Angoff（1971）提出，由专家直接判断处于临界水平的被试在某测验中对每一题目正确作答的可能性（记为P），设每一题的满分为F_i，则该测验的分数分界点（记为）为：

$$\lambda = \sum F_i P_i$$

表4-4是利用Angoff方法确定测验分数分界点的实例，此例中假设测验欲测五个目标内容，记为①～⑤，共由10道题目组成。

表 4-4　Angoff 方法示例

题号	目标内容	题目满分（F_i）	临界水平（P_i）	F_iP_i
1	①	2	0.9	1.8
2	①	6	0.7	4.2
3	②	6	0.75	4.5
4	①	10	0.8	8.0
5	②	6	0.7	4.2
6	①	12	0.65	7.8
7	④	12	0.6	7.2
8	①	18	0.55	9.9
9	③	10	0.6	6.0
10	⑤	18	0.5	9.0
		$\sum F_i = 100$	$\lambda = \sum F_i P_i = 62.6$	

此例及格线为62.6分，即在测验中得分在62.6分以上的被试被评定为掌握者，反之则为未掌握者。同样，如果有多位专家同时评定，则以这些专家评定的平均及格线为测验最终及格线。

比较Nedelsky法和Angoff法，前者显然使专家的评定受到限制，若针对四选一选择题，专家评定的P_i可能为0.25、0.33、0.50和1.00，而Angoff法的P_i则可在0～1.00任意取值，而且适合各种题型。因而Angoff法在实际运用中更受欢迎。

3．Bookmark　为弥补nedelsky法和angoff法的不足，Lewis，Mitzet和Green三位学者于1996年提出了bookmark法，它是基于项目反应理论（IRT）、以angoff法为基础的专家评定法，通过邀请有关学科专家以测验材料的能力参数值为基础，按照由易到难的顺序讨论每道题目，判断“基本掌握该领域知识的考生”能否做对这些题目，在考生不能通过的题目上做出标记，以此作为设置划界分数的依据。

Bookmark法能够实现的理论依据在于IRT的题目难度跟被试特质水平被定义在同一度量系统上（即特质水平θ），题目难度跟被试水平可直接比较；更重要的是，IRT明确建立了掌握百分比分数π（$\pi=1/n$）与被试特质水平θ间的定量联系。当某测验能准确代表某一特质领域时，被试在该领域的掌握百分比就是他在该测验全部题目上期望分数的平均数，即$\pi\frac{1}{n}\sum_{i=1}^{n}P_i(\theta)$。所以，我们可以在知道各测验题目的参数时，按需要来确定掌握百分比分数π作为划界分数。由于Bookmark法融合了IRT与Angoff法原理，因此Lewis，Green，Mitzet，Baum Patz（1998）等学者又将其称为修正IRT-Angoff法。

Bookmark法的训练流程与angoff法相似，但bookmark法呈现给学科专家的是题目的难度值，其结果包括所有考生正确作答每道题目的比例和累积百分比。简单步骤如下：

第一步，学科专家分组，题目由易到难排序。

第二步，第一次放置书签，将书签放置在最低能力的考生无法正确作答的题目处，求书签位置代号平均数。

第三步，反馈并讨论第一次书签放置结果，再次放置书签。

第四步，再次求书签位置代号平均数，以及该平均数占整个测验题目数的百分比，结束书签放置（也可再进行第三轮、第四轮讨论）。

（二）效标组预测法

主要包括临界组法和对照组法。

1. *临界组法* 此法由专家判定并选择一组处于临界水平的

被试，对其实施测验，计算他们的平均成绩，以体现测验的内容范围所要求的临界水平，因而可以视之为测验分数分界点的估计值。

采用这种方法的困难在于临界水平被试的选择与评定：要选出一定数目的临界水平被试必须先随机选取大量被试作为候选；很难找到客观而统一的标准判断被试是否正处于临界水平，标准非常抽象而主观。因而，此法在实际应用中受到一定限制。

2. *对照组法*　此法同样先采取专家判定的方法来选择被试，只是这里要事先确定两组被试，一组被明确判定为掌握组，另一组则被明确判定为未掌握组，那些不太容易被判定为“掌握”或“未掌握”的被试一概剔除。对这两组被试施测，可得到其原始分数分布图，两组原始分数分布曲线的交叉点即为测验分数分界点。

由于采用此法所标定的分数分界点在很大程度上会受到所取被试团体的影响，因此更合理的做法是选取若干对照组，选取每组交叉点分数的平均值作为测验分数分界点。

判定被试为“掌握”或“未掌握”比判定其是否处于临界水平要容易很多，因此对照组法应用更广。也有人提出对照组的被试不用经过专家判断，可直接取“已接受相应教学组”和“未接受相应教学组”，再用同样方法获得分界点值。这种方法虽然克服了专家判断所带来的主观性，但似乎带来更多的问题：如何确定“已接受相应教学组”里的被试是否都已掌握了所教内容？又如何确定“未接受相应教学组”里的被试是否确实没有任何一个人掌握了相应内容？这些问题使分界点的可靠程度遭到了更多质疑。

总之，在上述各种测验分数分界点的确定过程中，专家评定始终占据一定的位置，这就使得分界点带有一定的主观色彩，这也是人们对分界点的确定争论不休的主要原因之一。对此，一般应采取多位专家评定的方法，综合多位专家的意见，使分界点尽可能合理与有效。

关于标准参照测验的分数解释，我们注重的是被试在所测内容领域的绝对掌握水平，并常根据实际需要而将被试在分数分界点上分为“合格”和“不合格”两类。但是，值得注意的是，对于标准参照测验的分数解释，有时并不排除同时采用一些常模参照测验的分数解释方法。标准参照测验和常模参照测验虽然是两种不同的测验模式，但它们并非互不相容，当我们既对被试在测验中的绝对水平感兴趣，又想了解被试的成绩在其所处团体中的相对位置时，该测验便兼具了标准参照测验和常模参照测验的性质，对其测验分数，则既可采取上述方法来解释，又可采取常模参照测验的方法给出其百分位等级有关相对位置的信息。

第五章

临床能力的测评

临床能力是完成护理实践活动的基础，直接影响护理实践活动的效果。如何客观、有效地测量临床能力是护理临床教师重要且极具挑战性的角色之一。在本章中，介绍了临床能力测评的方法，引入有效的临床能力测评工具，提供评估学生学习成果的依据，促进教育培训的成效。

第一节　概　　述

一名合格的临床护士应该具备什么样的临床能力，不仅是公众和患者关心的问题，也是医疗卫生系统内部应该重视的问题。护理临床能力是指护士运用护理学的专业知识和操作技术对患者进行临床处理，解决患者护理需求的能力。

一、技能

（一）概念

在日常生活中，人们经常使用技能这一术语，如阅读技能、操作技能等。技能是熟练地、按照一定的规则组织起来的动作系列，不同于随机的、任意的动作组合。技能的内涵包括两个方面：①技能表现为一种活动方式，这种活动方式可能是外显的、展开的动作系统，也可能是内隐的、简缩的动作系列，与知识不同；②技能具有规则性。是通过学习形成的合乎规则的活动方式。

技能具有如下特点：①技能是通过学习或练习形成的，不同于本能行为，技能是在后天的学习过程中，通过不断练习而逐步完善的。完成某一任务所需时间的长短可以表示技能的熟练程度。②技能是由一系列动作及其执行方式构成的，技能学习所要解决的是会不会以及能不能熟练完成要求的动作的问题，即会不会做以及做得怎么样的问题。③技能中的活动方式，不是任意的组合其动作要素及执行顺序，需体现活动本身的客观规律的要求，不是一般的随意动作。

（二）操作技能形成的相关理论

在教育心理学中，操作技能被看作一种习得的能力，表现在速度、精确、流畅和娴熟的身体运动之中。心理学家对操作技能的形成，主要有以下两种理论来解释。

1. 整体结构理论　该理论认为，技能的获得过程，是在特定情境（动作行为环境）下，有目的地对各种知觉信息进行筛选，有意识地把所摄入的信息通过机体的外导系统（视觉、听觉、触觉）和内导系统（动觉、平衡觉）输入到相应的中枢神经系统进行编码和校正，经过反复多次的反馈和整合之后，贮存这个完整信息的过程。

2. 联结理论　该理论在纯生理学的基础上，把操作技能的获得过程分为以下三个相互联系、各具特点的发展阶段。①掌握局部动作阶段，本阶段的基本任务是对动作系统有初步的认识，在头脑中形成动作表象，并以此来调节活动，掌握一个接一个的分解动作。②初步掌握完整动作阶段，经过练习已能把许多局部动作联合成一个完整的动作系统。③动作协调和完善阶段，动作技能的动力定型已经巩固地建立起来，各个动作已联合成一个有机的系统，并且稳定地巩固下来。所谓动力定型，是指条件反射的连锁系统。其特点是，形成了动力定型之后，一旦有关刺激物作用于机体，这个条件反射的连锁系统就自动出现，大大地节省脑力和体力上的消耗，提高活动效率。

二、临床能力

（一）概念

能力可分为核心能力和基础能力。其中，核心能力又称核心竞争力，来源于教育目标，是职业和专业能力结构中的主要能力，具有可扩展性、不可模仿性以及可创造价值3个特征。基本能力指学生应具备的一般性能力，如沟通交流能力，合作能力等。

医学毕业生教育认证委员会（accredition councilfor graduate medical Education，ACGME）和美国医学专科委员会（American Board of Medical Specialties，ABMS）明确临床医师的六个核心能力是：①患者治疗，指有同情心地、合适地、有效地治疗健康问题，并促进健康；②医学知识，指已掌握的、涉及生物医学、临床及同源学科（如流行病学、社会行为学等）知识并用于患者诊治；③基于实践的学习改进，指以实践为基础的学习和改进，对患者相关问题进行调查和评估，以及对患者诊治中的科学证据的评价和吸收、改进；④专业性，表现为：根据伦理学原则及平等对待原则，通过承诺承担对患者的专业责任；⑤基于系统的实践，医生的行为表现体现对医疗卫生大环境及系统的认识和反应性，以及有效使用系统资源提供最佳医疗服务；⑥人际关系和交流技巧，表现为在患者诊治过程中，与患者、患者家属和其他专业人士进行有效的信息交流和团队协作。

临床能力属于护理人员核心能力之一，指学生在临床实践中应该具备的掌握相关知识和获取相关技能的能力，对患者进行系统评估的能力、基于证据的决策能力、制订并实施护理计划能力、监测并有效控制实践中风险的能力、改善患者临床结局的能力、应对复杂情境或紧急事件的能力、健康教育能力、跨学科合作能力、护患沟通能力等。护理人员的临床能力与临床表现有关，应进行测评，以培养学生成为称职且为患者及家属所信赖的护理人员。临床能力、临床表现构成及其评价整理，如表5-1所示。

表5-1　临床能力、临床表现及测量方式

临床能力	临床表现	测量方式
基础生物医学科学	1. 能够正确说出疾病相关基础生物医学科学知识、检验标准值 2. 能够正确判断并处理异常值 3. 能够协助各项检查及治疗	观察、书面报告、口试、模拟
一般临床护理技能	1. 能够正确说出并执行常见技术的原理、步骤 2. 能够正确操作医疗仪器 3. 能够运用护理专业知识为患者解决健康问题 4. 善于反思执行效果并能够及时修正	观察、书面报告、口试、模拟、自我评价
批判性思考	1. 具备相关专业知识及技能并正确使用 2. 能够发现患者的健康问题 3. 能够主动提出护理过程中的疑问与困境，并进行讨论，找出解决对策	观察、书面报告、口试、模拟、自我评价

续 表

临床能力	临床表现	测量方式
沟通与合作	1. 能够正确说出语言及非语言相关沟通技巧 2. 能够运用有效沟通技巧与患者及其家属建立治疗性人际关系 3. 可以与团队合作完成目标 4. 能够清楚表达个人意见	观察、书面报告、口试、模拟、自我评价
关爱	1. 了解并具备关爱他人的特质 2. 培养主动关心他人需求的素养 3. 照护过程能运用关怀与助人的技巧，主动协助患者及家属	观察、书面报告、口试、模拟、自我评价
伦理素养	1. 熟悉护理伦理法律相关原则 2. 能够在照顾过程中遵守伦理道德规范 3. 能够尊重患者独特性的伦理需求与选择	观察、书面报告、模拟
恪尽职责	1. 了解护理人员自身职责和任务 2. 能够认同护理专业角色及功能，尽力达成学习目标	观察、书面报告、自我评价
终身学习	1. 熟悉并运用图书馆资源，提升查阅文献能力 2. 主动提升专业知识及外语能力 3. 主动提问并分享自我学习心得	观察、书面报告、口试、自我评价

（二）临床能力的影响因素

个体的临床能力，受到诸多因素影响。

1. 内部因素

（1）熟练度与经验：一般来说，熟练度与经验存在相互作用，它们对技能学习的影响也是相互的。研究证明，在临床护理工作中，护士能够将经验当作参考依据，会对自身的临床能力起到显著的正向影响。

（2）个性心理：个体的个性特征、胜任感、自信、价值和信仰等是重要的影响因素，增加知识的积累和外界的鼓励有助于提高临床能力。

（3）学习能力：学习能力越强，则知识掌握程度越高；知识面越宽泛，技能和能力越强。一般来说，具有较高的需求层次，重视对自身能力的培养和发展，具有较高的成就欲望，有助于提升临床能力。

2. 外部因素

（1）指导及示范：言语指导结合动作示范，是帮助学生掌握临床技能最有效的方法。

（2）练习：练习是动作系统的重复。练习可以使学生巩固临床技能掌握的程度，提高学习效果。心理研究发现操作技能的练习有一定的规律，开始进步快，中间有一个停顿期，后期进步慢。

（3）练习中的局部与整体：由于每一个操作技能都可以分解成多种局部动作，局部动作的掌握程度关系到整体动作的形成。在练习中应处理好局部与整体的关系。

（4）练习中的反馈作用：对学生的动作情况进行反馈，可以帮助学生及时调整自己的动作，促进学生操作技能的形成及提高。反馈分为内反馈和外反馈两种：内反馈是指来自于学习者本身的反馈，包括学习者自身肌肉和关节的动觉及可观察到的行为效果。外反馈是指学习者以外的反馈，可由教师、同学或其他临床工作者等作出反馈。这种反馈可在操作时进行，也可在操作完成后进行。

（三）临床能力的测评目标

无论是医学院校课程、继续教育课程或职业资格考试等，都已开始为学习者提供正确、可信且适时的能力测评。测评目的包括：决定学习主题的先后顺序、确保学习者核心能力的学习、为学习者提供反馈和指引、监测学习者的胜任能力、发展与评估教学课程、了解学习过程、预测未来的临床实际表现，以及作为筛选人才的依据；同时，测评结果可以反馈给教师，作为日后教学参考和课程改进的依据，测评结果也可以用来反映课程的成效，评估课程是否达到预期设置的目标。

测评是对于学习者训练效果的检测，其结果可以反映出学习者表现的程度、教学训练的效果。医学教育测评必须考虑的核心问题如下：①为什么要测评？②要测评什么内容？③测评的对象是谁？④由谁来测评？⑤如何进行测评（测评工具的选择）？⑥测评的结果要如何解释？⑦要怎么运用测评的结果来促进和改善教学？

临床能力测评可以针对个人的学习成果进行评估，也可以针对课程进行评价。测评的内容必须与课程目标、教学目标相吻合，课程目标是引导教学与学习的重要组成，也是课程测评的依据。目标必须是可观察、可测量的，并且是学习者学习后又表现出来的特性。

学习成果包括知识、技能与态度等，但往往单一的测评无法完全表达出这三个方面的成果。教育专家提出，若只是用单一测评工具来进行评核，就好像没有测评一样（one assessment is non-assessment）。因此，推荐使用多种测评工具来补充学习者各个方面的学习成效，以整体多元化测评来综合评价，更接近学习者经过培训后的整体表现。

第二节　临床能力的测评方法

测评是针对学生学习前、学习中、学习后的认知、技能和情意特性，进行诊断以及改进教学的依据。医学教育的测评，主要目的不是为每位学生打个分数，而是看学习目标是否达到。一般由教育目标出发，由目标引导学习，再由测评来促进学习成效。教育目标是指学生毕业后3～5年应达成的职业与专业成就。实施基于临床能力的教育成效测评，需要制订清晰的教学目标，运用适当的教学策略，选择适宜的测评方法。

自20世纪50年代发展至今，对于临床能力的评价手段很有限。常见的方法有：①理论考试，用于考核对医学知识的掌握，如笔试；②现场观摩或面试，用于考核接诊的态度、方法、问诊技巧，可借用病历诱导回忆性口试、标准化口试等；③模拟操作考核，用于考核动手操作能力和临床思维能力，如模拟给药、标准化病人查体、客观结构化临床测试等；④病历审核，用于考核病史记录、诊断水平、临床诊疗绩效等，如现场或病历绩效列表评估、现场或病历总体绩效评估、病历审计等；⑤上级（同行）评议，用于考核日常实践水平、专业精神、团队协作，如360°评价法等；⑥患者调查，用于考核患者就医体验，如满意度调查等。

本节简要介绍临床能力的常用测评方法，主要包括笔试、口试、观察法、书面报告、模拟法和自我评价六大类。

一、笔试

笔试（written examination）是最为传统且应用最为广泛的评估方法。这种方式可以有效测量学生的基本知识、专业知识、管理知识、综合分析能力和文字表达能力等。笔试形式主要有选择题、是非题、填空题、简答题、案例分析题等。每一种形式都有它的优缺点。比如案例分析题，通过详尽的描述从而模拟临床情境，可以考察学生的临床思维。但其评分缺乏客观标准。但是笔试会片面地夸大考试成绩的作用，学生的成绩在现实生活中主导着一切，这导致一些学生片面追求现实利益、过分看重分数，甚至不惜舞弊。学生看重成绩，忽略了实践能力的提高，影响了拔尖创新人才的培养。笔试方法不能全面地反应学生的整体能力，再加上不同的阅卷人的主观想法的影响，使得最后的评判结果有悖实际。然而，笔试可对大批人员在不同空间、不同时间内实施，测评效率高，其仍然是我国主流评量方法。目前我国的护士执业资格考试就是以理论考试为主，包括专业实务和实践能力，其将临床情景书面化，也能起到一定的区分和评估作用。

二、口试

口试（oral test）多用于高等教育（如大学）中考生入学或毕业时的一种能力测评。在考生笔试成绩或书面报告通过一定标准的前提下，考生才会被允许进入口试阶段，口试的结果独立于笔试或书面成绩。口试测评内容常因评分者不同而有较大差异性。提高口试标准化（结构化）的措施如下：①以案例分析作为口试的基础，如考官以患者案例情境向考生说明临床问题；②询问考生相同的问题，如该如何处理，包括如何明确临床发现，解释临床问题，制定治疗护理计划等；③避免使用追踪式的提示或引申；④口试偏向专业知识的考察；⑤确保有足够的时间、题数，如每次口试进行2～4个病例，每部分30～60分钟；

⑥避免无关信息干扰；⑦禁止考生提问；⑧使用行为评等试分法（behaviorally anchored rating scale，BARS）；⑨做详细的记录；⑩安排多位考官；⑪使用相同考官进行口试；⑫培训考官；⑬以统计方法评价口试结果，如考生能否通过考试根据所有病例得分总和。

口语常见的测评方式有学生访谈、个案报告、临床会议、护理查房等。这些都能用来测评学生用语言表达意见和彰显其想法的能力。此外，口试有助于教师测评学生的批判性思考能力，引发更多更宽广的思维模式。

1. 学生访谈（student interview） 教师在访谈学生前，应先营造一个安全放松的环境，鼓励学生发问或回答问题，过程中避免出现沉默的凝视或提问语义不清的问题，也不要急于给予学生答案或赞美，以让学生畅所欲言；需适时以高层次、开放式问题提问，以增进学生的评判性思维。

2. 个案报告（case presentation） 通过学生分享的个案报告，教师能了解学生对于个案的健康问题、护理计划是否以简洁的表达技巧呈现，让听者知其所以然。教师同时可以适时提供反馈，增进学生归纳整合、简洁清晰地表达技巧，同时测评学生的口头报告能力。

3. 临床会议（clinical conference） 临床会议是指教师与整组学生共同参与，彼此将个案的情况分享并共同讨论，帮助学生应用理论概念来发现个案情况的特殊性，在增进学生的认知发展的同时，帮助学生情感领域的发展。

4. 护理查房（nursing ward round） 护理查房是检验护理学生是否具备护理临床能力的重要形式。通过护理查房可以在临床护理工作中理论联系实际，是培养护理学生临床思维能力、人际交流能力、分析解决问题能力的有效途径。常用的护理查房方式包括三步渐进护理查房和PBL翻转课堂。

实施口试测评时，建议考官：①提供考生明确的考试大纲、范围及形式，并给予充分的准备时间；②考前阅读并熟悉评分表，力求评分公正；③尊重考生；④控制时间，按计划提问所有应涵盖的题目；⑤准备用词；⑥使用和悦的语气；⑦避免过多表情造成考生误解，如皱眉、叹气等；⑧幽默是化解紧张的良方。

三、观察法

观察法（observation）是最常用的临床技能测评方法，可以将学生表现与指定课程目标所预期的临床能力进行比较。教师可通过观察和分析学生表现提供反馈，以此确定学生下一个阶段的学习目标。观察法存在许多干扰因素，例如主观看法（个人经验、能力、偏见）、教师对学生的影响等。虽然结构化的观测工具能提高测评的客观性，但教师在学生临床能力的判断中起到不可或缺的作用。因为不同教师测评可能有不同的结果，所以应该通过师资培训达到评分的统一性。

目前，用于临床实践中观察学生行为的记录方式有如下6种：进度记录、项目核查表、评定量表、评分量规、视频文档和直接观察。

（一）进度记录（anecdotal notes）

进度记录是教师基于实际观察学生表现或行为而形成的书面说明。记录格式可以是结构松散的观察记录或特定临床目标的结构化列表。由于进度记录可以随时记录学生的真实表现，是构成形成性评价的一部分，也可以作为终结性评价。

（二）项目核查表（checklists）

项目核查表是清单项目或表现指标，以简单二分法（例如是/否、满意/不满意、符合/不符合）的记录方式来衡量学生的临床表现。如表5-2所示，《沟通技巧考核评分表》可用于判定学生沟通技能是否定义为良好。

表5-2　沟通技巧考核评分表

评分项目	是	否
向患者作自我介绍		
核对患者的手腕带		
向患者介绍护理的目的及过程		
尊重患者感受		
注意患者是否有不舒服的情形		

（三）评定量表（rating scales）

评定量表与项目核查表相比，更有助于教师判断学生的临床表现。描述临床行为或能力的符号形式包括：数字（如1～5），频率（如总是、经常、有时、偶尔及从不）或定性形式（如低于平均水平、高于平均水平），如表5-3所示。

表5-3　临床推理能力评定量表

条　目	非常不同意				非常同意
1．在临床工作中我质疑所做事情的内容、原因及方式	1	2	3	4	5
2．向自己或他人提问是我的一种学习方式	1	2	3	4	5
3．直到有充分的资料我才会作出判断	1	2	3	4	5
4．采取行动之前，我会寻找多种解决方案	1	2	3	4	5

（四）评分量规（rubrics）

评分量规是教师用于记录判断学生临床表现程度的表格（表5-4）。不同于核查表和评定量表，评分量规允许在判断行为方面比二分法有更多的选择，并且有助于评价者了解测评标准。

表5-4　评判性思维的评分量规

核心能力	临床表现	分数	自我评价	教师评价
评判性思维（5分）	1. 评估重点突出、程序规范	2		
	2. 病情变化判断正确	1		
	3. 措施选择得当、有效	2		

（五）视频（video）

随着智能手机、迷你相机、iPad等类似产品的普及，临床情景的视频分析在评价上逐渐体现出优越性。通过模拟实验室的视频拍摄装置，记录学生的具体表现行为，可以捕获影响学生临床思维和学习决策的方法，帮助教师针对学生表现给予适当反馈，也有助于学生进行客观的自我评价。视频分析常用于模拟演练的复盘。

（六）直接观察法

直接观察法是在指导教师的直接观测下进行。例如由学生在10～20分钟内进行重点的病史采集以及体格检查，之后提出诊断与诊疗计划，指导教师根据其表现打分并给出反馈意见。直接观察法可以使用真实的患者也可以使用模拟患者，评估结果的可靠性是基本一致的。本方法的优点在于指导教师可以直接观察学生的表现，而且可以重复评估。直接观察法通过检查表或等级评分表进行评估，目前已有55种相关的评估工具可供使用，在临床技能方面的直接评估法中，操作技能直接观察（directly observed procedural skills，DOPS）是比较常用的一种。

四、书面报告

书面报告是指教师通过考核来测评学生的书写能力。临床测评常用的书面资料包括4种：护理记录/病程记录、行为过程记录、护理计划和档案资料审查。

（一）护理记录/病程记录（charting & patient progress note）

护理文件应体现出临床决策和措施的依据和批判性思考，同时也是患者病情进展的书面证明，书写具有说服力的护理记录和病程记录是一项重要的临床能力。另外，护理记录需呈现个性化的护理。

（二）行为过程记录（process recordings）

行为过程记录是指学生通过回溯，将自己与患者的交谈、互动过程或通过观察患者的语言或非语言行为、当时环境及情境，依据发生时间一一记录，可检视自己对所有细节的了解程度，并且从中进行分析。教师通过行为过程记录可测评学生的人际沟通技巧，这种方式常被用于沟通课程和精神病护理实践。

（三）护理计划（nursing care plans）

临床患者的健康问题通常很复杂，且不同患者有着个性化的需求，因此不同患者需要制订不同的护理目标及护理措施。教师通过护理计划可以评估学生是否以患者为中心制订护理计划，并且评估学生能否依据自己对患者健康护理问题的理解，来确定护理需求的优先次序，可锻炼学生的评判性思维能力。

（四）档案资料审查（file review mode）

档案资料审查是通过书面报告、文件资料的形式呈现学生的学习成果。例如从事某专业的年资、工作内容、工作成效、发表的文章、获奖情况、对专业的贡献等资料。是帮助学生记录临床学习策略、能力，并作为终身学习的一部分。

五、模拟法

模拟（simulation）指在一段时间模仿现实世界的过程或系统的操作。医学模拟（medical simulation）范围很广，从简单的模拟某一个人体部位或完成某一种技能培训，到模拟整体的患者、医疗环境以及复杂的虚拟现实。常用模拟法的评估包括：

（一）计算机模拟病例

计算机模拟病例（computer-based case simulations，CCS）是一种基于计算机技术模拟临床诊疗工作的教学方法，其目的是在一种逼真的环境下通过模拟时间的推进和临床病例情境的逐步展开来测量学生在实际临床工作中分析问题、解决问题以及管理患者的能力。不仅可以实现学生临床思维能力的全面培训，又可以一定程度地考核学生的理论知识和临床处理问题的能力，较全面具体地反映考生解决临床问题的实际能力和水平。

（二）虚拟仿真实验

虚拟仿真实验（virtual simulaiton）是利用计算机编程控制的高仿真模拟人进行案例情景仿真教学。临床情境模式可以视课程需要安排，不受真实患者病情变化的影响，没有真实情境中患者和家属的干扰，考题标准化，考试内容一致性较高，对环境的控制性也较好。

（三）客观结构化临床技能评估

客观结构化临床技能评估（objective structured assessment of technical skills，OSATS）概念是20世纪90年代提出的。作为结

构化的技能评估体系，OSATS形成了一套目前较为先进的评分系统——国际化分级量表（global rating scale）（表5-5），将学生的表现大体分为3类，即低于预期、在预期内和超出预期，每一类别中分别有不同的分数，结合学生总得分，同时对全程的总体表现打分并反馈。各国学者针对不同专业、不同疾病和不同手术种类，逐步建立并验证了各领域的OSATS评分量表，涉及普通外科、泌尿外科、骨科、血管外科、耳鼻喉科、整形外科、妇产科、微创外科、神经外科、小儿外科，乃至麻醉科等诸多领域。甚至针对许多单一的病种和手术方式也建立了独有的评估量表，如减肥手术评估（bariatric objective structured assessment of technical skills，BOSATS）。与真实临床操作不同，OSATS临床技能评估是在模拟场景和仿真教具上完成的。

表5-5　客观结构化临床技能（OSATS）评分量表

客观结构化临床技能评估						
姓名：			毕业后培训（ ）年：1　2　3　4　5　6			
考官：			日期：			
操作项目：						
国际化分级量表						
第一站：手术指征						
4	5	6	7	8	9	10
对病理学改变不理解		基本理解病理学改变			完全理解病理学改变	
第二站：爱护组织						
4	5	6	7	8	9	10
频繁不必要地施力于组织或由于不当使用器械造成组织损伤		小心处理组织但是偶尔无意造成组织损伤			全程小心处理组织并将损伤降至最低	
第三站：时间和动作						

续 表

<table>
<tr><td colspan="2">4</td><td>5</td><td>6</td><td>7</td><td>8</td><td>9</td><td>10</td></tr>
<tr><td colspan="3">许多无效动作</td><td colspan="3">有效的动作、偶有无效动作</td><td colspan="2">动作清晰精简并且有效</td></tr>
<tr><td colspan="8">第四站：器械的辨识和使用</td></tr>
<tr><td colspan="2">4</td><td>5</td><td>6</td><td>7</td><td>8</td><td>9</td><td>10</td></tr>
<tr><td colspan="3">表达不清、反复不定，器械使用不当</td><td colspan="3">偶有不准确，器械选择、使用基本恰当</td><td colspan="2">熟悉器械，动作流畅</td></tr>
<tr><td colspan="8">第五站：助手的使用</td></tr>
<tr><td colspan="2">4</td><td>5</td><td>6</td><td>7</td><td>8</td><td>9</td><td>10</td></tr>
<tr><td colspan="3">很少或不会使用</td><td colspan="3">大部分时间能适当使用</td><td colspan="2">一直有效利用助手</td></tr>
<tr><td colspan="8">第六站：手术流程</td></tr>
<tr><td colspan="2">4</td><td>5</td><td>6</td><td>7</td><td>8</td><td>9</td><td>10</td></tr>
<tr><td colspan="3">经常停止手术或对手术进程不熟悉</td><td colspan="3">手术按合理步骤有计划进行</td><td colspan="2">计划清晰并且可以流畅地进行手术</td></tr>
<tr><td colspan="8">第七站：对具体程序的了解</td></tr>
<tr><td colspan="2">4</td><td>5</td><td>6</td><td>7</td><td>8</td><td>9</td><td>10</td></tr>
<tr><td colspan="3">缺乏了解并且在多数时候需要指导</td><td colspan="3">了解手术所有的重要步骤</td><td colspan="2">熟悉手术的各方面</td></tr>
<tr><td colspan="8">第八站：围手术期管理</td></tr>
<tr><td colspan="2">4</td><td>5</td><td>6</td><td>7</td><td>8</td><td>9</td><td>10</td></tr>
<tr><td colspan="3">混乱又不完整</td><td colspan="3">表现好但需要指导</td><td colspan="2">独立、细致、完整</td></tr>
<tr><td colspan="8">整体表现分级</td></tr>
<tr><td rowspan="3">考官总体评测</td><td colspan="2">低于预期</td><td colspan="3">符合预期</td><td colspan="2">高于预期</td></tr>
<tr><td>4</td><td>5</td><td>6</td><td>7</td><td>8</td><td>9</td><td>10</td></tr>
<tr><td colspan="2">不满意</td><td colspan="3">中等</td><td colspan="2">满意</td></tr>
<tr><td rowspan="2">住院医师总体评判</td><td>4</td><td>5</td><td>6</td><td>7</td><td>8</td><td>9</td><td>10</td></tr>
<tr><td colspan="2">不满意</td><td colspan="3">中等</td><td colspan="2">满意</td></tr>
<tr><td colspan="8">字母总结分级</td></tr>
<tr><td colspan="2">A</td><td colspan="6">有充分能力协助完成手术</td></tr>
</table>

续 表

B	在严格的监督下有能力完成手术
C	在有限的监督下有能力完成手术
D	有能力独立完成手术
E	可以指导手术
反馈	

（四）基于标准化病人的考查

标准化病人（Standardized Patients，SP）或标准化病例场景，为学生在实践中的学习和评估提供了一致的、现实的学习资源。标准化病人提供了演示和指导、商议实践和评估的机会，通常是许多临床能力评估方法中的一部分，重点放在沟通技能、咨询、体检技能和对医生在实践中表现的评估。标准化病人可以呈现复杂的场景，并且可以可靠地接受培训，主要用于对非创伤性检查和操作的考核。

（五）客观结构化临床考试

客观结构化临床考试（objective structured clinical examination，OSCE）侧重于对学生多方面能力的考核，不仅考核学生对于知识的了解程度，更考核学生对知识的掌握程度，因此可以更全面、系统地了解学生多方面的能力。一般由一系列模拟临床情境的考站组成，包括标准化病人考站和非标准化病人考站，学生在规定的时间内依次通过各个考站，由考官和SP病人对学生的表现进行评价并作出反馈，以达到通过考试提高临床能力的目的。

六、自我评价

自我评价是一种自省的过程，可帮助学生进行更全面的思考。自我评价能力受到学生本身个性成熟度和自尊心的影响。倘若师生已建立信任基础，学生会更容易与教师分享自我反思，通过教师与学生的互动，可以共享观点和看法，并讨论学生的强项和弱点。自我评价的方式包括学习档案、日记或日志等。

1. 学习档案（portfolios） 学生的学习档案可以为教师提供总结性评价，是展示学生学习成果的书面报告。学习档案将评价与教学有机整合起来，考查学生在真实的复杂情境中自主思考、积极建构、分析问题和解决问题的能力。也有助于学生记录学习策略、能力，并作为终身学习的一部分。

2. 日记或日志（journals & logs） 日记便于学生记录临床经验，通过书写自身临床表现、实习过程中所发生的问题，进而提供自我检查及修正的机会，反思日记为目前临床最常见的自我测评方式，学生需要记载事件的发生经过、自我感受、从中获得的学习经验等；教师也可以适时反馈，并提供建议，以提高学生的专业能力。

第三节　临床能力测评面临的挑战

医疗保健系统的复杂性、护理技术日新月异的发展，给学生临床能力培养提出了更高的要求和挑战。这提示我们应发展新的测评范畴、采用多元化的测评方式并建立标准化的测评方法，加强对学生临床能力的培养，努力提高学生综合素质和人才培养质量，这是提高我国护理水平的重要环节和措施，也是一项有关卫生事业发展的重要工作。

一、新的测评范畴

上述众多测评方法中，有许多测评范畴仍有不周之处，例如照护质量与患者的安全取决于医疗团队的工作效率，然而目前整个医疗团队成员的训练方针大部分遵循ACGME所强调的医生六大核心能力，其训练内容包括：患者照顾、医学知识、临床工作中的学习与改善、人际关系与沟通技巧、专业素养及制度下的临床工作等。但是，至今仍缺乏有效的测评方法用以分析医疗团队的训练或学习成效。

二、多元化的测评方式

使用多元化的测评方式可改善单一测评方式的限制与缺点，能从多个侧面测评学习者的实作表现并融合多位评分者的观察意见。此外，多元化的测评在许多医学院校或医院已行之多年，但究竟如何达到具备质与量的客观性测评却仍待解决。测评内容综合化和测评方法多元化的主要特征，需要进行多角度、多样化的测评，以增强测评的科学性。混合式教学模式的考试测评方法就比较多元化，将单一的教学模式变为双向的考核方式，学生在日常课堂小测的成绩、出勤情况、课堂中的表现，教师都可以很好地观测到，并且可以将这些成绩和表现纳入考核的标准之中，更加科学地、全面地测评学生的学习效果。

三、标准化的测评方法

越来越多的学校或医院开始规范教学课程的测评方法。目前大部分的学校或医院都是采用自行设定的方法与标准进行测评，这种做法虽对本单位的课程与测评的一致性有益，但学生或被培训者后续若再至其他学校或医院训练时，则难以进行各医院间测评结果的比较。因此，适当地平衡或统一国内医学院校间或医院间的测评标准，使测评同时兼具信度与效度，势在必行。

通常对能力评估不使用单一的方法，而是综合应用多种方法进行全面的评估。如美国联合认证委员会（joint commission，JC）的JC/ACGME框架评价方法就是应用多种方法，采用多个部门提供的数据，围绕着ACGME提出的临床医生六个核心能力进行评价。使用不同的方法学对临床能力进行分层分类评估后，要注意对其结果的应用不是简单的叠加，应进行统计学处理和各种校正，如不同维度的占比不同以及病历复杂度的风险校正等。此外，在分层评价中要注意不同阶段的临床能力评价内容和要求不同。建立科学、客观的临床能力测评体系对于激励学生持续提高临床能力有着重要意义。

第六章

基于工作场所的评估

在医学教育终身学习的理念下，工作场所的教育和学习活动逐渐成为理论与实践的瞩目焦点。工作场所学习是学习者在工作场所发展工作能力的一种学习形式，是一种在参与真实任务，并有资深教师直接或间接指导的活动中获得知识和技能的途径。作为一种特殊的学习形式，工作场所学习需要一种有效的评价模式或者手段来评价其效果，并指导其实践。在医学教育领域，2003年英国皇家全科医师协会在毕业后医学教育领域进行了一系列改革，提出基于工作场所的评估（workplace based assessment，WPBA），通过完善的评估架构，建立一种灵活实用的形成性评价，使临床教学的考核评估进入标准化和量化时代，现广泛应用于临床专科人员的能力测评。

第一节　概　　述

2007年，英国皇家全科医学专科医师考试率先采用新的综合性评估方式，包含三个模块：①应用性知识测验（applied knowledge test，AKT），为多选题形式；②临床技术评估（clinical skills assessment，CSA），主要有模拟手术、客观结构化临床考核等；③工作场所评估（workplace based assessment，WPBA）。

一、工作场所评估的理论依据

构建临床胜任力的有效评价体系，需要考虑三个方面：需要评价的胜任力、所需评价的层次以及被评价者的成长阶段。

（一）胜任力

加拿大皇家内外科医师学会（Royal College of Physicians and Surgeons of Canada，RCPSC）1996年提出医师应该具备的核心胜任力CanMEDS（Canada Medical Education Direction System，CanMEDS）模型。该模型强调以医疗知识和实践技能为基础，即以医疗专家（medical expert）作为核心角色，将医师必须具有的六项能力作为模型的框架，即沟通者（communicator）、协作者（collaborator）、管理者（manager）、健康促进者（health advocate）、研究者（scholar）和专业人士（professional）。

医师作为医疗照护者，应该承担CanMEDS的所有角色：①医疗专家，要拥有广博的医学知识，高水平的医疗技术以及良好的专业素养，以患者为中心进行医疗服务；②沟通者，能够与患者进行有效的交流，了解病情发展以及治疗中、治疗后的动态变化，在治疗过程中妥善处理医患关系；③协作者，医疗服务需要医师、护士、技师等多学科人员共同协作，医师能够协调各方人员开展医疗工作，提供优质的医疗服务；④管理者，要求医师具有管理的能力，能够根据实际情况进行医疗资源的合理调配，优化对患者的管理；⑤健康促进者，作为医务人员，运用自己的知识，技能以及影响力促进病患个体、社区和群体的健康意识；⑥研究者，保持终身学习能力，保持思考性学习的能力，促进医学的发展；⑦专业人士，具有良好专业品质，遵守职业范畴，从事符合伦理要求的医疗实践，为医学发展作出贡献。

（二）评价的层次

1990年美国教育学家Miller教授提出能力金字塔模型（miller’s pyramid）（图6-1）。该模型包括4个层次，分别为：底层是专业理论知识，属于“knows”（knowledge），这是普遍认可须测评的内容，也是各种执照或学会考试所检测的部分，常采用多选题形式；第2层次是专业知识应用能力，即知道如何做的能力“knows how”（competence），医疗行为并非医护人员有丰富的学识就能成就，要重视如何将知识适当运用于处理患者的临床问题，可采用案例讨论（case based discussion）；第3层次是临床表现“shows how”（performance），即在真实或模拟的临床环境中的知识运用和表现；第4层次“does”，即在临床工作中实际融入知识与技能，也就是实际临床行动（action）可采用多源反馈法（multi-source feedback）、学习档案（portfolios）。

Miller金字塔模型，明确了真实工作环境中的实际表现和其他较低层次之间的不同，强调了临床实际工作中的应变能力和方法。根据Miller金字塔理论，可以选择适当的测评方法来评估不同级别的能力（图6-1）。如迷你临床演练（mini-CEX）、临床技能操作直接观察（DOPS）、客观结构化临床考核（OSCE）等测评工具，可用于对第2、第3、第4层能力的评价，而对于第1层专业理论知识的掌握情况，也能在更高层次的评价中得到验证。教师需要了解不同测评方法的差异及共性，所选测评方法以符合评价目的为宜。例如需要评价学生对基础医学知识的掌握，多项选择题应该优于其他方法。

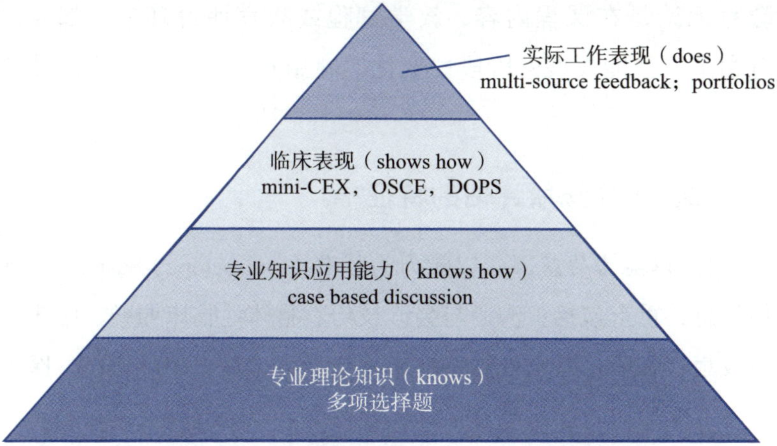

图6-1　能力金字塔（miller's pyramid）

（三）成长的阶段

胜任力的培养不是短时间内能完成的。1986年Dreyfus等人研究学习者的技能习得过程，在大量研究数据的基础上，提出了"新手、熟练者、内行、精通者、专家"的阶段模式。每向前发展一阶段，分别需要不同性质的知识，如职业的关联知识、细节与功能知识、基于经验的深化知识等。其中，新手的行为特征表现为：有限的、不灵活的、受规则驾驭的。内行的行为特征表现为：对于行动最佳计划的选择已经达到在潜意识就可以作出决断的程度，对情况的总结与对计划的选择非常迅速。专家的行为特征表现为：行为表现产生于直觉的对情况的深入理解，这些行为表现不仅基于对规则与特征的意识，而且表现得流畅、灵活和高度熟练。

最能胜任职业需求的是专家水平的人才。教育的根本任务之一在于促进学生从新手发展到专家，即在最理想的状态下，最终应该使得学生的技能水平发展到精通者和专家这两个阶段。

教育无论是在课程内容、教学过程或教育评价环节，都应注意学生的技能发展的阶段性变化，遵循并努力实现学生的技能发展。

二、工作场所评估的特征

1. *以能力为基准* 以能力为基准（competency-based）的评估信息，重点包括：沟通与会诊技巧、整体性临床照顾、临床资料收集、临床诊断与处置、临床复杂个案诊治、团队协作、医疗管理、学习与教学、维持良好医疗行为、以伦理模式进行患者诊治等。

2. *发展性* 发展性（developmental）评估贯穿住院医师训练的全过程，通过对住院医师临床工作周期性的监测，将住院医师训练与评估联系起来，通过反馈和规划来帮助其在未来的学习过程中更加顺畅、高效。

3. *实证性* 实证性（evidential）体现在运用多种测评工具，长期收集并积累住院医师具有证据性的多方面的资料与内容，并对其训练过程中自然产生的各种数据采取弹性的记录方式。英国已有5000个以上的住院医师常模评估成绩可供比较。评估团队只负责评分，反馈由医院部门汇总个体成绩并分析后提供反馈。

4. *局部性评估* 局部性评估（locally assessed）是对住院医师实际执业能力定性而非定量的整体评价，需要一个逐步收集充足证据的过程来支持该判断，在每次评估时要尽量避免使用通过或失败等词语。

5. *混合式评估* 混合式评估（triangulated）指住院医师自身评估、工作场所评估和其他评估模式的结合，住院医师执业能力一般可得出明确的评价结果。

第二节 工作场所评估常用工具

工作场所评估模型是一种以工作场所为基础，由多种测评工具组成，用来评估学生在临床环境中的能力，如操作、照护患者、沟通能力等，目前被广泛应用于医学继续教育领域。该评价模式主要侧重于全面、客观评价学生的临床综合素质能力，是一种综合评估模型。

一、直接观察法

直接观察法是一种在真实环境下对技能操作的评估，通过向住院医师或执业医师提供数据和反馈，描述其在执业环境中服务真实患者的表现。直接观察法属于基于工作场所的评价（也被称为在培表现评价），正因如此，直接观察临床技能是一种位于miller能力金字塔较高层次的评价策略，因为它可以捕捉到学习者对患者的所作所为（尽管教师的观察行为可能改变学生表现的水平）。

直接观察可以由具有专业知识的临床主管担任考官，观察并向学习者提供详细的反馈，以促进学习和改变。考官的角色是专门观察表现并提供明确的反馈。

专业发展需要刻意练习，接受其他人的反馈是刻意练习的一个关键组分。反馈对于刻意练习具有重要的意义，因为通常情况下学生在缺少外部指导和数据的情况下并不擅长自我评价。外部数据可以帮助学习者校正他们的自我评价。学习者可以利用校正后的自我评价设定一个略微超过现有表现水平的目标。对某项技能培训的积极投入，能够促进其持续地提高。相反，当某项工作成为一种机械的常规，学生便停止努力“提高这一技能”。这就会导致表现和发展的停滞不前。高质量的建设性反馈可以帮助自我评价，并且促进设定新的目标，从而使学习者始终保持在学习的认知 / 联系阶段。然而，学习者也必须通过直接观察，才能得到针对他们临床技能的有意义的反馈。可将直接观察和反馈当作指导的一种形式，教师观察学习者的某项技能并且给出反馈，学习者方可在此投入并且取得进步。正如教练不观察运动员在比赛中的表现便难以做到高效指导一样，不观察学生在所学技能上的表现也难以成为好的医学教师。直接观察法的评估工具包括：

1. 操作技能直接观察　操作技能直接观察（directly observed procedural skills，DOPS）由英国皇家内科医师协会（Royal College of Physicians，RCP）设计，主要评估住院医师的临床操作技能。由指导教师和学生约定评估时间、内容和考核教师，主要评估学生的临床操作技能，并要求每次评估尽量安排不同的临床教师。DOPS现已推广应用在各临床领域，尤其适合外科、麻醉科、口腔科、康复科、护理等注重操作的学科。DOPS观察和评估内容包括患者安全、准备、手术技能、沟通、人文关怀等多个方面（表6-1），但在使用时可根据不同专业的具体操作技能特点进行对应调整。评估时，由临床教师直接观察学生在真实患者身上执行1～2种临床技术操作，依据评定量表评分并给予即时反馈。在英国，DOPS每年评估4～6次，每次约20分钟，包括评估15分钟，反馈5分钟。

表6-1　DOPS评价项目

请依照下列项目评估	未达到预期标准		接近预期标准	达到预期标准	超过预期标准		N/A
1. 适应证，相关解剖，操作技巧	□1	□2	□3	□4	□5	□6	
2. 取得患者同意	□1	□2	□3	□4	□5	□6	
3. 适当的操作前准备	□1	□2	□3	□4	□5	□6	
4. 适当的镇痛或镇静麻醉	□1	□2	□3	□4	□5	□6	
5. 操作的技术能力	□1	□2	□3	□4	□5	□6	
6. 无菌操作技术	□1	□2	□3	□4	□5	□6	
7. 必要时能寻求帮助	□1	□2	□3	□4	□5	□6	
8. 术后处理	□1	□2	□3	□4	□5	□6	
9. 沟通能力	□1	□2	□3	□4	□5	□6	
10. 人道专业	□1	□2	□3	□4	□5	□6	
11. 整体表现	□1	□2	□3	□4	□5	□6	

2. 迷你临床演练　迷你临床演练（mini-clinical evaluation exercise，mini-CEX）是由美国内科医学会（American Board of Internal Medicine，ABIM）发展并推荐使用的一种在临床环境下使用的临床能力评估方法，旨在考察学生的临床技巧、态度及行为。mini-CEX前身是临床演练评估（clinical evaluation exercise，CEX），是一种传统的练习和考核方式。1995年Norcini等人在CEX基础上，结合临床实际工作所需的技能和带教医师在查房时会经常进行的教学活动，针对某一特定的病史或体检项目进行评估。2001年，ABMI将mini-CEX测评指标重新修订为7项，内容覆盖问诊的技能、体格检查的技能、人文关怀、临床判断能力、医疗宣教技能、技能组织效能、整体表现，并制定了相应的评价标准。评价分为5种等级，分别为：证据不足、低于预

期、预期边缘、符合预期及高于预期（表6-2）。进行mini-CEX评估时，由临床教师预先约定考核时间，在临床（门诊、急诊或住院病房）指定一位患者，教师通过直接观察学生对该患者

表6-2 mini-CEX评价表

评价人：	日期：
被评人：	○住院医师 ○实习医师 ○其他
地点：○门诊 ○急诊 ○一般病房 ○监护病房	
患者：○男 ○女 ○年龄：	○新患者 ○老患者
诊断：	
病情复杂程度：○低 ○中 ○高	
诊疗重点：○病情搜索 ○诊断 ○治疗 ○沟通	
1. 问诊技巧（未观察） 劣 ○1 ○2 ○3 ○4 ○5 ○6 ○7 ○8 ○9 优	
2. 体格检查技巧（未观察） 劣 ○1 ○2 ○3 ○4 ○5 ○6 ○7 ○8 ○9 优	
3. 专业态度（未观察） 劣 ○1 ○2 ○3 ○4 ○5 ○6 ○7 ○8 ○9 优	
4. 临床判断（未观察） 劣 ○1 ○2 ○3 ○4 ○5 ○6 ○7 ○8 ○9 优	
5. 沟通技能（未观察） 劣 ○1 ○2 ○3 ○4 ○5 ○6 ○7 ○8 ○9 优	
6. 组织效能（未观察） 劣 ○1 ○2 ○3 ○4 ○5 ○6 ○7 ○8 ○9 优	
7. 整体临床胜任力（未观察） 劣 ○1 ○2 ○3 ○4 ○5 ○6 ○7 ○8 ○9 优	
直接观察时间： 分钟 回馈时间： 分钟	
评价人对本次测评满意程度： 低 ○1 ○2 ○3 ○4 ○5 ○6 ○7 ○8 ○9 高	
被评人对本次测评满意程度： 低 ○1 ○2 ○3 ○4 ○5 ○6 ○7 ○8 ○9 高	
评语：	
评价人签字：	被评人签字：

所做的临床服务，即时评估学生并给予反馈，指出其表现优秀项目和有待提升项目，并记录观察时间和反馈时间。mini-CEX每年评估4～6次，每次评估约20分钟，包括评估15分钟，反馈5分钟。这种评估法的特点是与临床常规工作同步进行，费时短，不增加额外负担，已被证实具备相当可靠的可行性、信效度且能有效评估临床技能。mini-CEX与DOPS同为住院医师临床能力评估的重要工具，被广泛应用于美国、英国、欧洲国家及我国台湾地区。与传统考核不同，mini-CEX“实时反馈”环节的设置使学生能及时了解自身的不足，从而有针对性地加以改进，有助于提高其临床综合能力。但因每位指导教师对mini-CEX评价标准的理解可能不尽相同，主观上存在偏差，所以为保障考核结果的公平公正有效性，要求指导教师必须具备很强的业务能力。

二、多源反馈法

多源反馈（multi source feedback，MSF）是一种基于问卷的评估策略，包括同事、合作者（如医生、护士、药剂师、心理学家等）和患者对可观察到的行为的自我评估和反馈。MSF描述了四阶段的过程，即①通过对与某个体有互动的人的问卷调查，收集有关该个体的可观察到的工作场所行为数据；②收集匿名且保密的数据；③收集的数据与自我评价一起反馈给该个体；④评价者与个体见面，以回顾数据并建立行动计划。MSF的主要目的是向个体提供反馈，而不是向专家群体提供反馈。MSF已与其他评估工具结合使用，主要用于形成性评价，而非终结性评价。一般而言，多源反馈由8～12名同事和25～40名患者回答15～40个问题。MSF使用简便，尤其是应用电子档案进行记录；优点在于多人评估，有助于客观全面的了解个体的表现。

采用多源反馈法的工具包括：

1. *360°评估法* 360°评估法是由学习者的同事对其临床轮转表现和执业行为态度进行评价。比如，在专科轮转时，由不同职位的临床医务人员进行评价，评价者的选择可由学生自己决定，但需要告知其指导教师，主要评价内容包括与患者的沟通、与同事相处、自我学习、向他人学习、自我时间管理、领导能力、教学技巧、工作伦理、工作能力等多个方面，评价等级包括“差、不尽人意、一般、好、很好、非常好、出色”共7个等级。同时，评价者还需对学生进行点评，并指出其表现优秀的项目（值得表扬的方面）和有待提升部分，所有点评均要求评价者尽可能的举例说明。学生每年至少要进行2次MSF，每次评价结束后由带教教师和学生即刻约定时间进行讨论，并针对评价结果进行及时反馈，以帮助学生改进。

2. *患者满意度调查* 患者满意度调查旨在收集患者对临床医务人员的反馈，主要针对学生在临床工作过程中对患者的同情心和医（护）患关系建立技巧等。问卷和指导语由专门人员发放给某一时间段内就诊的患者（非主观筛选）。问卷内容为从患者角度衡量学生的临床工作，如“医护人员让您觉得很轻松……（对您友好、热情，尊重，不冷淡，不粗鲁）”“您可以诉说自己的情况……（医护人员给您充分的时间用自己的方式描述病情，没有受到打扰或者转移）”“医护人员完全了解您的担忧……（医护人员谈到她可完全理解您，没有忽视或推脱任何事情）”“医护人员解释事情非常清楚……（全面回答您的问题，解释清楚，向您给出正确的信息而不是模糊的）”“医护人员为您制定了一套计划……（和您谈如何选择，也允许您谈自己的想法，没有忽视您的观点）”等，评价等级包括“差、不尽人意、一般、好、很好、非常好、出色”共7个等级。最终匿名给出各条目的中位得分、最高分及最低分，然后由带教教师和学生共同讨论和反馈。

3．临床带教教师评估报告　临床带教教师评估报告（the clinical supervisors report，SCR）由学生所在科室轮转岗位上的带教教师进行简单结构化综合报告。带教教师需将待评价的学生与其他同年资医生（或护士）进行对比并评价。主要评价内容包括4个方面，分别为：①人际层面，包括与患者、同事及其他工作人员间的关系等；②临床层面，包括病史采集、体检、诊断等；③管理能力层面，包括良好的病例记录、保持自我上进及提出学习要求等；④职业素养层面，包括伦理、尊重他人、组织纪律及面对压力等。评价包括证据不足、低于预期、预期边缘、符合预期及高于预期5个等级。同时还需要带教教师考虑一个问题，即学生是否牵涉到某一事件（事故、重大事件、投诉）。如果是带教教师需考虑这件事情是否已经得到满意解决，是否影响学生的继续轮转，并例行报告。

三、审查与反馈法

审查和反馈是一种评估策略，其提供绩效数据（通常来自临床记录），并通常反馈给个人、科室或医护团队。审查和反馈报告包括个人或小组的表现，以及他们在护理患者的一系列过程中对既定标准或实践指标（二分法或连续变量）的遵守程度。审查和反馈产生的数据通常具有较高的表面效度和内容效度，可以被他人验证，并且在已发表的文献中有证据表明，能从整体上适度地积极改变医生个体行为。在审核前基线合规性较低的地方，证据尤其有力；数据质量高，来源可靠，反馈的频率和强度都很高。对团体的审查和反馈的成本效益尚未建立，但可能提供比个人反馈更具成本效益的替代方案。当审查和反馈关注于团队绩效时，可接受性比个人绩效更强。审查与反馈为衡量医护人员的表现提供了一个同行评审的过程，以确定表现不佳或表现优异。审查与反馈法的工具包括：

1. 案例讨论　案例讨论（case-based discussion，CbD）由英国国家医疗健康系统（National Healthcare System，NHS）下属的HCAT（Healthcare Assessment and Training）所设计，主要评估住院医师的临床推理与决策能力。CbD采用结构化面试或访谈，针对住院医师（学生）照顾过的实际病例，考官由有经验并受过专门训练的临床教师担任。每次评估由住院医师（学生）自己挑选病例个案，并事先将病历资料送交考官，使其熟悉个案情况。评估时，考官首先结合病例与住院医师作结构式的讨论，内容涉及诊断、治疗、医学伦理及法律等领域，然后考官根据讨论结果在评定量表（表6-3）上评分，并立即给予反馈。在英国，CbD通常每年评估4～6次，每次约20分钟，包括评估15分钟，反馈5分钟。所讨论问题应尽可能覆盖更多的岗位胜任力，如涉及的能力较少将缺乏足够证据支持学生水平的判断，但不要求每份病例都涵盖所有能力。

表6-3 案例讨论的评价项目及标准

请依照下列项目评估	未达到预期标准		接近预期标准	达到预期标准	超过预期标准	N/A
1. 病历记录	□1	□2	□3	□4	□5	□6
2. 临床评估	□1	□2	□3	□4	□5	□6
3. 检查及其相关性	□1	□2	□3	□4	□5	□6
4. 处置	□1	□2	□3	□4	□5	□6
5. 追踪及未来计划	□1	□2	□3	□4	□5	□6
6. 专业素养	□1	□2	□3	□4	□5	□6
7. 整体临床判断	□1	□2	□3	□4	□5	□6

2. 发病率和死亡率评估 发病率和死亡率评估（morbidity and mortality reviews），特别是在确定的一段时间内评估一系列患者时，可以提供关于单个医生、一组医生或外科医生或跨专业医疗团队相对于历史标准的预期发病率和死亡率数据。例如根据区域、国家或国际预期，评估各种外科手术（如冠脉旁路移植手术）或某类型患者（如心衰）的发病率和死亡率等。

3. 图表审查 图表审查（chart audits）可针对急性护理、慢性护理或预防性护理中的各种主题或情况开展具体审查。图表审查的有效性取决于其数据来源和提供反馈的能力。图表审查可能侧重于核心能力、专科特定能力、护理过程数据（尤其是与临床结局密切相关的）、实践指标和患者报告的结果。图表审查可以针对个人或团体进行，但通常由医院、地区卫生管理部门、教育机构或政府机构进行组织。因此，图表审查是持续质量改进的一部分。

4. 患者登记 患者登记（patient registries）为临床实践绩效评估提供了另一种策略。患者登记表是围绕特定临床情形（如关节置换登记表）而开发的，对单个患者的特征、风险因素、诊疗情况和临床进展进行汇总，可以在一系列患者或一段时间内进行分析，以定义与同龄人组相比的“平均”表现。

四、档案袋和反思性学习

档案袋是一种技术工具，它横跨整个教育体系，其中分数和判断基于个人数据，提供对个人学习熟练程度和进步的形成性评估。档案袋的价值在很大程度上取决于工具的内容、结构和目的。档案袋有两种基本格式：纸质（如文件夹、笔记本或日记）或电子（基于Web或电子档案袋）。档案袋通常被设计成包括以下4个类别中的一个或多个功能元素：反思档案袋、评估档案袋、发展档案袋和陈列式档案袋。虽然档案袋的设计通常支持记录、反思、规划和目标设定，但档案袋也可以基于各种来源（自我报告和外部）的信息进行评估，有没有同行、教练或导师的投入都可以。

学习档案袋主要以个体为中心，具有一定的信度和效度。学习档案袋的成本效益取决于它的结构、功能和用户友好性，以及它最初开发、适应和维护的成本。某些类型的数据在个人之间有很好的适用性，这些数据可以用于与其他评估方法进行三角测量，以随着时间的推移增加数据的可接受性。电子学习档案袋要求参与者去反思与记录他们所学的知识、计划完成什么以及这个阶段达成的成就。

第三节　工作场所评估的应用与挑战

基于工作场所的评估，主要应用于临床教学和考核过程中。

mini-CEX除应用于内科外，现已被广泛应用于全科、儿科、口腔科、康复科、医学影像科、中医和护理等学科的教学与评估中。mini-CEX和DOPS已广泛应用于见习生、实习生、研究生、规培生、护士等不同类型学习者的临床能力评估和各个教学过程中。DOPS除应用于外科等手术相关科室外，也被应用于急诊科、重症医学科、康复科、护理和中医等其他临床科室。这种多元化的教学和考核方式能够充分调动学生的学习积极性，通过教学相长促进临床教学质量的提高。

一、工作场所评估在临床考核中的优势

基于工作场所的评估，是直接在临床实践中进行观察和直接评估的考核工具，但其目的不是考核，而是指导学习者学习和达到相应临床胜任力目标。它们既是评估工具，更是行之有效的教学方法，具有以下优点：

1. 考核要点紧扣临床胜任力　mini-CEX和DOPS评估的项目紧扣临床胜任力中的患者管理、职业精神、医学知识、人际交往与沟通能力、基于实践的学习提升能力等临床胜任力。

2. 操作简单、方便　mini-CEX和DOPS的操作评估在临床的真实环境中，与临床工作同步进行，不增加额外负担；实施一次只需要花费20分钟左右，方便、简易。

3. 增加学习者实践操作的机会　学习者通过在真实临床环境中真实接触患者，评估者在旁侧观察，既保证了患者的安全，又让学习者得到了实际锻炼与提高，两种评估方式适用于临床多个二级学科，极大地增加了学习者的动手操作机会。

4. 多方位观察和反馈　每次mini-CEX或DOPS所面对的患者和评估者都不同，有益于学习者全面地展现自己的各方面能

力，更有助于综合提升。

5. 及时有效地反馈　mini-CEX和DOPS评估最突出的特点是及时反馈的模式，学习者完成操作后，指导教师当场即对学生的表现给予反馈，让学生知道自己的优缺点及进一步改进的方向。这种指导效果优于传统的考核方式。

二、面临的挑战

当引入正式的、结构化的基于工作场所的评估时，临床教师需要意识到一些潜在的障碍，并寻找解决方案。

1. 缺乏教学和监督时间　学生和临床教师，由于临床工作的优先性，通常没有足够的“预留时间”用于诸如以工作场所为基础的评估等教育活动。学生和临床教师需要理解以工作场所为基础的评估与自身发展有关且有价值；项目管理人员与当地卫生服务管理局倡导以工作场所为基础的评估和反馈的价值，以提升医生的临床表现，并证实在这些教育活动上投入的时间最终将转化为改善的患者照护质量。医学院校需确保认证机构的认证标准中，以合理和可靠的方式确保“预留时间”角色，并在如何有效地使用以工作场所为基础的评估工具方面提供指导和培训。

2. 工作场所评估和工作场所设置之间缺乏一致性　围绕工作场所设计评估系统是很重要的。基于工作场所的评估必须整合到现有的工作场所日常实践中。这对学习者和临床教师来说是一个重要的信息，因为他们可能倾向于把基于工作场所的评估作为一种“迷你考试”，而不是真实的即时评估。学院可以为临床教师和学习者提供指导，告诉他们如何将以工作为基础的评估纳入日常工作。

3. 管理者缺乏敬业精神　当引入基于工作场所的评估时，

重要的是要考虑需要招聘和培训的额外临床教师的数量，以便能够实施这些改革。愿意在现有教育和评估中引入新型考核方式的管理人员数量尚不足。现有的教师主管在以工作为基础的评估正式实施之前，需要接受培训，需要确信评估的价值、可靠性和有效性，以确保他们的参与。

4. *以工作为基础的形成性评估可能会被大量的的书面和临床考试所掩盖*　学生习惯于将他们的精力用于通过期末考试，许多人认为参与以工作场所为基础的评估没有价值。当这种评估是可以选择参与或者不参与时，以工作为基础的形成性评估的利用率很低。当与学习者在培训过程中进展相关的决策相结合时，以工作为基础的授权评估作为项目要求是有效的。然而，遵守一个强制性的基于工作的形成性评估策略将导致一种“打钩”的心态，存在偏离评估目的的风险。

5. *引入变革时缺乏磋商和沟通*　如果在没有充分评估可行性的情况下，引入基于工作场所的评估工具，很可能会出现负面反应。在采用以工作场所为基础的评估工具之前，需要制订全面的沟通和协商计划，可以将其设计纳入工作场所的日常事务。

6. *基于工作场所的评估缺乏相应的证据支持*　临床教师可能会质疑以工作场所为基础的评估工具的有效性，特别是如果教师和学生都认为这些工具繁琐、过于形式化时。有效性证明需要管理者、临床教师和学生的参与。虽然WPBA兼顾了好的评价模式应具备的RSVP特性，即信度（R）、标准化（S）、效度（V）和实用性（P），且能全面评估Miller能力金字塔中不同层级的能力，还是有必要花时间解释以工作场所为基础的评估案例，以增进师生了解。

7. 临床教师在如何使用和充分利用基于工作场所的评估方面的培训不足　基于工作场所评估作为一种形成性评价，其优势并不主要来自于临床教师对学生的观察，而主要来源于观察后的高质量的讨论与反馈。高质量的讨论与反馈对于发挥工作场所评估的作用至关重要。临床教师培训是实施以工作场所为基础的评估的关键环节。工作坊、研讨会和在线资源（如示范视频）都是一些可用的形式，以提升教师观察和反馈的技能。

第七章

操作技能直接观察评估

操作技能直接观察评估（direct observation of procedural skills，DOPS）由英国皇家医学院首创，是用于临床技能评估的一种重要方法。临床上，DOPS用来测评学习者对真实患者操作技能的表现，适用于临床医学、护理与医学技术人员的专科技术，或是任何有标准作业流程的操作型技术，提供客观结构化的学习评量与及时回馈，其结果可检测学员的学习与导师的教学成效，作为课程修正、改进教学活动安排的参考。DOPS测评方法对临床教师的能力要求很高，必须全面了解操作的重点，才好实行评估。本章结合护理专业自身的特点，简要介绍操作技能直接观察评估方法，以期有效评价护士岗位胜任力，为护理管理者提供人才选拔和聘任的依据。

第一节 概 述

护理操作技能是临床照护的基础，临床教师指导学生正确执行操作技术是非常重要的。虽然临床有操作技术标准，但教学成效如何，学生是否在临床照护中正确应用操作，并顾及患者安全，需要有实地测评的机制。DOPS是临床护理教学测评的实用工具之一，涵盖广泛的操作性技能。在临床上可与OSCE、mini-CEX并行使用，相辅相成。

一、概念

操作技能直接观察评估是指在真实临床工作情境中，评估者就某一项或一类临床技能使用考核表对学习者技能操作全过程进行即时评估和记录，给予即刻的反馈检讨与建议的操作技能评估方法。DOPS是一种教、考、用合一的测评工具，DOPS可应用在学生培训过程中，协助了解技术操作熟练情况，再针对不足部分加强练习，是一种形成性评估。DOPS也可用在学习结束后的评估，即终结性评估。

二、发展历程

DOPS起源于英国，最初用于临床内科住院医师的规范化培训，随后被应用于麻醉、检验、康复、外科、急诊等相关科室操作技能的培训与考核。黄虑等将其引入中国，用于住院医师的规范化培训。

DOPS在国外护理领域的发展相对较早，目前已经相对成熟，被多国用于护理领域的临床技能教学培训与考核，作为操作技能评估的基本方法之一。中国台湾地区最早开展护理DOPS的研究，随后中国大陆护理领域的学者们也开始关注DOPS，并将其运用于护理临床工作经验相对缺乏、护理实践能力较弱的实习护士/护理学生、低年资护士以及高校护理学生等人员的操作技能教学、培训与考核。

现代DOPS大多承接OSATS的观念。1993—1996年，多伦多大学外科教育研究小组提出客观结构化临床测验的概念，发展出一套适用于技术性操作技能的评估工具，即客观结构化临床技能评估（objective structured assessment of technical skills,

OSATS）。如同OSCE一样，OSATS考核在模拟场景和仿真教具上进行。OSATS最重要的贡献是同时使用任务清单和总体评量表两个量表评估，针对程序化操作进行定量和定性完整评估，对学习者作出评价。

任务清单（tasks special checklist）根据不同技术有特定的内容，采用是/否选项评分。绝大多数临床操作技能都有该技术或该领域所谓标准的流程步骤共识。这些步骤列成清单时，也应有明确的操作性定义。标准清单（standard-based checklist）的建立，可以把考官转变成一个旁观者的角色，因而移除了其主观及个人好恶的误差。评估时的标准清单性质较倾向于量性的评估。即观察每一个标准动作是否有做到，或者是否做到标准。临床教师也可以直接观察学习者的实际操作过程，立即给予反馈与评估，是一种兼具教学与评价的工具。

总体评量表（global scoring sheet）则明确列出一般性技术操作所需的评估项目，采用A～E等级评分，其性质倾向于质性评估。因为操作技巧所需的能力不应仅止于其技术操作本身，还应该包含判断力、知识基础、知情同意及沟通技巧，操作品质，学习者本身的医学素养，专业态度等。总体评量表的应用很重要，这些总体评估的印象不是评分者自由陈述，而是对照一个有明确定义并使用标准化特定结构的量表，以客观及量化的方式来表现。

操作技能直接观察评估，最早由英国皇家内科学院（Royal College of Physician）作为评估工具应用在两年期的一般医学训练项目。该项目针对刚毕业且取得执照的新晋医学专业人员，用以衔接医学院教育与专科训练的课程，类似国内住院医规范化培训。

三、测评目标

DOPS主要目标是用来评定医护人员对特定的程序化操作技能的熟悉程度。其内容是针对某一特定的流程化的操作性技能进行评估，而非针对询问病史、判读报告、临床决策等临床思维能力的评估。也可以说，凡是可以定义出标准作业流程（standard operation procedure，SOP）的操作型技术，都可以用DOPS来进行评估。

DOPS是针对医学院已经毕业且具有专业执照的医务人员的临床考核。实施DOPS时，评分者应是有经验的相关临床教师或其他资深医疗人员，且因其亲自在场，除了进行直观评估与立即反馈之外，也是对患者安全与医疗品质的多一层保障。

DOPS是兼具教学和考核功能的新型临床技能评价工具，属于形成性评价体系中针对临床实际操作能力的一种评估方式。DOPS侧重于评估临床技能、医患沟通、医学知识及职业素养等综合能力，且可应用于多个学科，学习者在操作后可给予及时的建设性、互动性反馈，以帮助学习者更好地成长。DOPS的测评方式，提供了一个客观而有组织架构的学习测评和及时的反馈机制。临床教师根据测评结果，给予学习者适当的反馈，使得学习者能明确知道自己的优势和不足，日后有针对性地加强练习，在操作技术上更熟练，更精进。

DOPS的评估也可以作为一种总结性评估，应用于某些专业技术的训练与考核，或者专业资格认证考试。

第二节　操作技能直接观察考核表的编制

实施DOPS测评前，需要先建构标准的测评工具，制订规范的测评流程，建立清晰的测评共识，培训考核教师，以促进DOPS使用的一致性与公平性。

一、DOPS考核表的结构

DOPS考核表是操作技能直接观察评估的评价工具，由基本信息、评分项目、反馈意见和满意度调查等模块组成。

（一）基本信息

基本信息是对评估者、患者、学习者和所考核技能的描述，包括评估者的姓名、职称、临床经验和DOPS评估经验；患者的姓名、年龄、床号、住院号、疾病诊断、治疗安排等；学习者的姓名、年级/年资、受训时间、操作技能现有水平和DOPS受评情况等；所考核操作技能的名称、难度等。

（二）评分项目

评分项目是DOPS评分表的核心内容，主要包括项目内容和评分标准2个部分。

1. 项目内容　主要包括相关医学知识、操作技能、沟通技能、职业素养和整体表现等方面，每个方面都有若干指标，并可根据不同的操作技能设立关键性指标。其行为观察评价采取结构化表格，经典评估指标涵盖11项：

（1）对该临床技能的适应证、操作步骤的熟练程度及了解相关解剖结构。

（2）详细告知患者并取得知情同意书。

（3）执行操作前的准备工作。

（4）对患者进行适当的镇痛或镇定。

（5）实际操作能力。

（6）无菌操作。

（7）能否视需要寻求帮助。

（8）执行操作后的相关处置。

（9）医患沟通技巧。

（10）职业素养。

（11）实际操作的整体表现。

此11项评价指标是针对住院医师技能考核的指标，而护理技能具有自己的职业特点与相应描述，故在此11项评价指标基础上，需结合护理专业的特点进行适当调整。

2. 评分标准　评分标准采用分值与等级相结合的方法，分值可为6～10分不等，等级多为3～4级，可分为未达预期标准、接近预期标准、达到预期标准和高于预期标准。如采取3级9分制，包括未达预期标准（1～3分）、达到预期标准（4～6分）和高于预期标准（7～9分）。另也可单设未评估一栏（0分），用于技能考核中未观察到或技能操作未做要求的评分项。针对每项操作要点，都制定每个项目具体的评分细化标准。

DOPS考核表除了可作为评估工具外，也是标准的操作手册。每一项评估的步骤也是操作的重点。

（三）反馈评价

反馈评价是DOPS考核表的特征性内容，是对师生双向反馈的具体体现。临床教师在考核结束后给予学习者5～10分钟的反馈，指出其该项技能考核中的优势和不足，并针对问题提出改进方法和建议；同时，学习者也可向临床教师表达自己的意见和想法。

（四）满意度

任何教育评估工具的实施，都要依赖于受其影响的学生和教师的满意度。学生对其主要教育活动的态度和满意程度，可以影响教学质量。我们可通过评估学生的态度来强化教育活动中的积极因素，减弱消极因素，并通过评估学生的态度来提高他们的满意度。因此，了解学生对教学问题的态度和满意度是非常重要的，可以帮助学生达到教学目标。DOPS满意度是反映教师和学生对于本次考核过程的满意程度，从双方的角度思考，体现公平公正原则。在临床环境下，满意度还可以从患者的角度进行评价。

二、DOPS考核表的编制

操作技术直接观察测评包含四个要素：受测项目、受测地点、学习者及评估者。这些项目都应呈现在考核表中，且应事先定义清楚。构建一份具有良好信度、效度的DOPS考核表，需要经过四个环节：选定题目、建立评分表、设计评分方式、检测专家效度。

（一）选定题目

DOPS的评估方式可广泛应用于各种技术操作，包括诊断步骤、身体检查、检验操作、仪器操作、手术等。其题目的选定也可以参考各级核心能力的教学与考核重点。凡是各个部门内可以定义出专业操作流程的操作型技术，都可以用DOPS来进行评核。

基于实际执行上的考虑，过短的测评通常是设计不良的测评，可能无法正确测评出学习者的学习成效。而过度冗长的测评也可能造成评估者及学习者的疲劳，而导致隐藏式的不良或不正确的评估结果。而且愿意担任评分者的教师相对较少，例如某项评估要花费半小时以上，则该项目最后可能会因为找不到评分者而变得难以执行。大多数的评估过程建议不超过15～20分钟，所以题目也可以挑选一项操作当中的某一完整段落即可，而无须是全部的操作步骤。

（二）建立评分表

评分表建立是根据教学/培训目标，参考教材、各类行业规范标准、DOPS相关文献等资料，经专家咨询后修订制订，以此来保证各类表单的代表性。评分细则的设置可以根据具体的工作情境进行调整，如评分项有7项、10项和11项等。评分表建立包括标准步骤清单与总体评估表两个部分，在拟定之初，因考虑该项DOPS评核表是否有学习者级别和操作场所的差别，抑或是全部适用，必须明确设定并注明于评分表上。其中每个项目的选择与设立需先经过专家讨论寻求共识与设立标准，同时要考量，采用适当的评分方法。

1. 召集专家讨论　标准步骤的清单与总体评估计分项目的拟定，需要某种程度的权威与共识，所以应邀请数位专科护理专家或该领域很有经验的资深人员，依据该专科相关的教科书，文献和相关工作规范或指南与实际临床操作及教学经验等，讨论并列出该临床技巧的标准步骤及应具备的操作品质。专家会让以开放性的讨论为主轴，把各种可能的情况都尽量列入考量，让参与的人充分交换意见，并寻求最大共识，并将会议记录详实保存（也可采用即时录音的方式）。整理后初稿亦需注意遣词用字的精确及浅显易懂。

2. 列出标准步骤清单　标准步骤清单（checklist）原则上比较倾向于量性评估，也就是要评估每个操作程序达到的程度。编写标准步骤清单的内容有三种不同的原则：一种是以特定操作步骤（procedure-specific）为导向，第二种是以阶段性任务（task-specific）为导向，第三种则是以原则性要点为导向。不论是何种方法，列出的项目应有明确的程序及操作性定义，才能予以作为未来学生的教学与评估准则。

如果是遵循特定操作步骤的原则编写，则符合狭义的清单概念，通常会在操作技术的细节方面做出比较严格的限制，甚至也可以定到巨细无遗的程度。学习者面对这种清单，只需按表操作，对初学者的教学有其方便性，但受试者较无自由发挥的空间。如果是以阶段性任务为导向，重视阶段性目标，偏向于注意学习者是否可依序达到各阶段的任务，不去限制学习者在操作时的技术性手法的细节，也就是允许受试者的操作手法可以有不同，只要求按顺序达到任务。至于第三种以原则性要点为导向的编写法则，留给学习者更大的弹性空间，其内容只列出所有的原则性的目标，有时甚至可能连步骤序列（前后顺序）都没有硬性规定。

不同的情境适合不同的清单，有些是基本动作的考核，例如手术前刷手的步骤、铺单的步骤、接患者时病患核对，其内容步骤是固定的，一定不能偷工减料，没有弹性，这些项目就必须要以序列性步骤的原则编写。专为初学者的教学与学习所列的清单，也比较适合以序列性步骤的原则编写。至于大多数的手术操作过程，其实比较偏向是阶段性的、原则性的任务，而操作细节方面，其实每个人的手法不尽相同，如果把步骤定的太死、太细，反而就不容易进行评估，所以这时比较适合以原则性要点为导向来编写清单。以阶段性或原则性导向编写的清单，也比较适合进阶的学习者，允许他们发挥临场应变能力，也可以评估出真正的实力。

列出标准步骤清单，除了操作技术的本身，也应包括操作技术前后所需进行的相关作业与必备的医疗知识（如患者核对、知情同意、器械准备、术后叮嘱等），因此，用以评估的清单与评分表也应包括这些范围。

3. 建立总体评估表　此部分属于质性的评估，例如学习者的知识基础，沟通技巧，判断力，动作协调度，对患者或家属尊重的程度等。这些项目的重要性不局限于某特定步骤，涵盖到的整个操作过程。例如表5-5显示的客观结构化临床技能评估单（OSTAS）中总体评估表，包含8个评估项目，以十级分类法对学生进行评估，包括：①手术指征；②爱护身体组织；③时间与动作；④器械的辨识与使用；⑤助手的使用；⑥手术流程；⑦对具体程序的了解；⑧围手术期管理。

2005年加拿大麦吉尔大学根据OSTAS原则，开发出一份专用于微创腹腔镜手术的总体评估表，称为global assessment of laparoscopic skills（GOALS）。针对腹腔镜胆囊切除手术，医护人员将腹腔镜手术所需要的特质，如视野深度的认知、双手灵巧度、效率、组织处理、自主性完成等五个项目列成一个评分表，然后因为不同手术难度会影响学习者的表现，所以增加了手术难度与该学习者的整体能力表现等两项的评估条目。

台湾长庚医院妇产科的某一项DOPS的总体评估表，融入美国毕业后医学教育评鉴委员会（ACGME）的六大核心能力的要求，把OSTAS的考核表略作修改成为：①专业素养：对患者及组织器官的尊重；②相关知识：对整个基本病史询问及与患者对话内容的正确性；③沟通技术：向患者解释沟通；④对器械的了解及操控；⑤无菌技术与器械操作的严谨度；⑥动作协调度与操作流程的顺畅度等6项。

北京协和医院开发的护理操作的直接观察评估（DOPS）也属于单体评价表。经过专家会议讨论，其行为观察评价采取结构化表格，指标包括16项（见附录），各指标评估重点说明如下：

（1）明确操作适应证：掌握该技术执行的适应证、目的、相关的解剖生理学知识及执行步骤。

（2）知情同意：详细告知患者（家属）技术的内容、目的等并取得同意。

（3）操作前准备：技术执行前的准备工作，必要的药物及物品准备齐全，环境符合要求。

（4）操作前评估：评估重点突出。

（5）患者安全：有患者安全意识及必要保护措施。

（6）操作的熟练规范性：执行该项技术准确、熟练，步骤顺序正确、流畅。

（7）无菌原则：执行过程能遵守无菌原则，维护工作环境无菌区整洁。

（8）视需要寻求他人协助：操作过程中持续评估患者，依情形适时请资深教师或他人协助，采取正确安全的应变措施。

（9）用物处置：完成执行该技术后的相关用物处置及环境整理。

（10）记录：清晰规范记录完成该技术后的相关护理文件，以便其他护理人员据此给予患者连续性、有效且适当的照顾。

（11）评判性思维：监测患者反应及并发症，早期识别病情变化。

（12）健康教育：提供患者（家属）相应的健康信息，解答疑惑。

（13）沟通技巧：有效地与患者及医疗团队沟通与互动；自我介绍，称呼患者及家属姓名及尊称，有医疗之外的寒暄话语、不打断对方讲话，显示关心与礼貌、眼睛看着对方、仔细倾听对方讲话且有回应。传达信息须完整、相关、清楚明确，且确保不使用到专科术语。

（14）人文关怀：体贴注意患者感受，态度和蔼，语言亲切，对于患者的情绪及肢体语言能运用同理心适当的回应。

（15）职业防护：遵守医院感染管理规范。

（16）整体表现：成功有效地完成该临床操作，展现出良好临床认知、判断能力和技术表现。

（三）评分方式的设计

设计评分方式时，必须兼顾区别度与评分的便捷性。不论是清单或是总体考核表，都可以很简单的只采用“0～1”，或是“无或有”的方式，也可以采用“差－中－优”（或1－2－3，或1－3－5）等三段式给分，或者采用Likert五级或十级法，甚至采取类似视觉模拟评分（visual analog scale，VAS）方式给分。

当步骤清单的编写倾向序列性步骤式时，其评分法则倾向以“无或有”的方式给分；当步骤清单的编写倾向阶段性任务或原则性要点式时，则评分法倾向等级评分。但是不论采用哪一种评分法，每个分数代表的意义定义得越清楚，越容易提高临床教师评分的一致性。

分数等级越少，评分者给分越容易，但是对学习者操作能力的区别度越差；分数等级越多，理论上对操作能力评价越准确，但是太复杂易流于繁琐而来不及思考评分，反而可能出现误差。

至于及格的标准，按照一般的认知是定为60分（相当于5分制的3分）。学习者必须达到及格标准，才提示有资格独立对患者执行此项临床技能。从另一个角度来讲，临床教师评估此学习者时，也必须认定其有能力独立对病人执行此项技术才可以给60分以上。这种评分原则也可以在不同级别、不同能力者之间提供好的鉴别度，例如新手和资深专家之间，其操作能力就有60～100分的区别，如此才能达到一个客观而有鉴别力的临床技术的评估。这样的评分法浅显易懂，不但在评分者训练时较易在临床教师间取得共识，学习者最后得到的也是一个总体的得分，成绩一目了然。

北京协和医院开发的护理操作直接观察评估（DOPS），经过专家会议讨论，其评价标准采用英国皇家医学院DOPS评分6分法，将1～2分列为未达预期标准，3分为接近预期标准，4分为达到预期标准，5～6分为超过预期标准；若无此项可观察，则填NA。此外，为了增进测评一致性，新护士第一年设订4分为达到预期标准，新护士第二年则订定5分为达到预期标准，新护士第三年则提高到6分为达到预期标准。

（四）专家效度检测

针对一份DOPS评分表，至少需要6～8位专家进行专家效度检测。实施方法为将该量表寄给专家进行表面效度、内容效度的评定，针对各检核项目内容的重要性，语言简单与确定性，切题性与适当性，逐题评分及提供修改意见。专家评分通常分成4个等级：4表示恰当无需修改，3表示应保留进行小修改，2表示应大幅修改或删除，1表示删除。通常若为3分以下，请专家提供相关的建议。将问卷收回后，进行专家效度的统计分析，理想的CVI值在0.80～0.92。考核表必须依据专家建议做修改，如果修改意见太多或是歧义太大，则应于修改后再重新进行一次专家效度检测。

第三节　操作技能直接观察评估在护理临床教学中的应用

DOPS基于真实临床工作情境，评估过程简单全面，对技能质量控制严格，实施双向反馈，对于提高学习者的护理技能水平作用显著，在护理临床教学中有着广泛的应用前景。

一、适用对象

DOPS适用于临床经验相对缺乏、实践能力较弱的一类护理人员，具体包括实习护理学生、新护士、低年资护士和各级院校护理专业的学生。DOPS被引入护理领域后，常用于实习护理学生和新护士的技能考核与培训。从长远效益看，越早开展DOPS考评和训练，能越早促进护理人才从新手到专家的转变。因此，DOPS的应用也可前移至护理院校在校生的临床能力培养相关课程和培养环节。如果能创设逼真的临床工作情境，DOPS评估对象可从临床工作者扩展到实习生、仿真模拟训练的学生。当然，DOPS在模拟临床真实情景和真实工作情境中的应用效果是否一致，还有待进一步的探索。

DOPS可用于考核单项操作，也可用于一类操作，尤其适合难度相对较高的操作技能的教学、培训与考核。DOPS最初用于住院医师规范化培训过程中，评估其临床操作技能掌握情况，现已推广应用在各临床专科领域，如外科、麻醉科、口腔科、康复科等注重操作的领域，也应用于评估住院医生或实习医学生的临床操作技术。美国、英国、澳大利亚等发达国家及我国香港、台湾地区，均已建立了较为成熟的住院医师规范化培训制度，并将DOPS临床技能考核引入住院医师培训，对住院医师进行多元化临床技能考核。

随着DOPS不断发展，近年来我国部分护理院校尝试开展应用，也得到临床带教教师的认可。李迎霞等和梁添玉等将DOPS用于实习护理学生的操作技能考核，探求护理临床实习教学效果评价的有效方法。罗健等将调整后的DOPS用于新护士规范化培训技能考核，探索临床实际情境下新护士规范化培训技能考核的客观评价方法。刘于等和吴荷玉等都探究了DOPS用于低年资护士静脉留置针操作技能培训的应用效果。也有学者将其应用于在校护理学生技能评估的实践和研究。

二、施测过程

DOPS测评流程是非常系统的，包括准备阶段、考核过程、结果评定和双向反馈等环节。

1. 准备阶段　包括DOPS考核表的制作、评估者的选择与培训、学习者的培训。

考核表的评分细则能在一定程度上保证评估结果的客观性，制作时可根据操作技能的具体特点和相关行业标准，设计关键性指标。

不同的教师对评分标准的把握不尽相同，一般应选择临床经验丰富并且具有一定教学经验的人员作为评估者，针对DOPS特点经过一段时间同质化的训练，以提高评价结果的可靠性。可以对评估者进行集中培训，首先，向参与评价的教师介绍形成性评价的作用和意义，DOPS量表的具体内容和使用方法；其次，临床教师或学习者要选择合适行DOPS的患者，对患者充分沟通说明处置事宜；与学习者共同讨论技能的操作流程，就技能操作中可能发生的非预期状况进行讨论，以确保医疗质量及教育成效。

对学习者的培训包括对相关操作技能的培训和DOPS评估法相关知识的培训两部分。通常在评估前1周将DOPS考核表作为学习资料发放给学习者使其熟悉操作流程、评估细则以及具体的操作方法。

2. 考核阶段　操作考核前，可由评估者或学习者选择合适的案例，向患者解释说明并取得同意后再进行考核。临床教师的基本告知项目包括处置的目的、必要性及学习者信息，同时，学习者必须对患者作更详细的说明。

具体考核事项如下：①考核时机：可随时实施；②所需时间：视不同技能而定，一般而言，操作时间控制在15分钟以内，再加上评估者的即时反馈，大概整个DOPS评估过程要花30分钟左右；③参与人员：学习者、患者、护理临床教师；④DOPS评量表：视具体操作而定。

操作考核时，学习者在真实临床情境中实施护理技能的操作流程，评估者对照DOPS考核表对其表现进行系统全面的观察，然后按项目内容指标进行逐项等级评定，及时记录操作中的良好表现及不足之处。

在此阶段，临床教师除承担督导学习者的工作之外，同时利用DOPS评分表进行观察和打分。也可记录额外观察到的学习者表现的优缺点。临床教师不主动介入学习者对患者的医疗处置过程。若学习者的操作出现问题，则需视情况决定是否介入。患者安全与医疗质量仍是DOPS评估中最重要的。

3. 结果评定　在对照指标逐项等级评定的基础上，为避免关键环节不合格但总分仍能合格的不合理现象出现，还需对所考核的操作表现进行整体评定。如只有在关键性指标全部合格的情况下，所有评分指标中符合预期标准5分以上者达80%以上，此项操作考核才算合格，反之则为不合格。从而区别于传统考核仅将各单项得分简单累加得出总分，即由此判断是否合格。

4. 反馈阶段　完成操作后由专家提供反馈是DOPS考核法的最大特色。在学习者完成处置后，教师将所观察到的学习者的表现及教师自己的见解或建议提供给学习者以协助其成长改进。鼓励学习者对自己的表现提出看法并向临床教师提问。建议反馈方式把握STDS原则，即特定性（specific）、及时性（timely）、描述性（descriptive），以三明治回馈法（sandwich feedback）（值得嘉许、可再精进、共识行动）进行双向反馈。反馈的步骤分为学习者的自我评价（你觉得如何）、下次如何做及建议、如何改进达成具体共识。反馈中常出现的问题有：只有判断性的反馈、空泛不具体的反馈、只反馈负面信息。因此，护理临床教师进行反馈时，首先，应尊重学习者，创设舒适安全的教学环境，其次，应用临床教学9项有效的反馈技巧：①创建适宜的人际相处氛围；②选择合适的地点；③建立互相认同的学习目标；④了解学习者的看法与感受；⑤选择客观明显的行为表现；⑥使用非批判性的态度与语言；⑦针对特定行为提出意见；⑧给予适当的反馈；⑨提出具有建设性的改进意见。

三、注意事项

1. 评估　特定步骤的技能的直接观察评估，关注的不只是一个标准化的临床操作技能，还包括每个步骤是否确实做到，是一种常用的评定学习者操作技术熟练程度的测评方式之一。值得注意的是，DOPS所评核的内容，不只限于技术操作本身，附带的连同此操作技能所需具备的术前准备，术后注意事项及学习者的操作能力与专业素养也要列入DOPS考核表。尽量在每次评估中完成一段完整步骤的测验，才能帮助学习者快速的学习，并提升操作技术的熟练度。

为了达到客观结构化的标准，DOPS评估的方式是学习者在一个特定场合中，对单一患者执行特定操作步骤技术时进行特定性的评估，而非学习者在一段时间中的整体表现，例如病房工作表现或手术室表现的一种总体概括性的印象分数。因此，必须在学习者进行一段时间的训练之后，采用取样原则选取患者而进行评估，为了减少误差，评估的次数不要只限于一次，可以进行2～3次，两次之间应有适当的时间间隔，以评估学习者的实际能力，并评估一段时间训练的进步情形。如果有一些操作技术的难度较高，初学者在真实患者身上实施时，会有安全上的顾忌或患者隐私的顾虑，此时就不应执意以真实患者来进行测评，可以改为在实验室模拟设备上实行评估。此时这种考核法严格讲不是DOPS而是OSATS，但是其客观与结构化原则与内涵是相同的。

2. *反馈*　执行DOPS时，要安排充足的时间让临床教师进行评估后的反馈。反馈的时间控制在5～10分钟较为适宜，且必须在一个适合的场所，最好是测评结束后立即进行，因为这个时点临床教师及学习者对于整个测评过程都是处在记忆犹新的状态下，可以针对方才发生的细节问题进行详细的讨论及修正。如果某些操作技术的过程冗长，反馈时间不够用，此时若仍执意进行即时性反馈，反而效果不佳，所以另外找时间进行测评后反馈则较为妥善。还有些学习者，尝试利用录像方式记录下整个受测过程，有助于受测后的精准反馈，但是要注意应取得患者的同意，而且不要侵犯到患者的隐私。罕见的操作技术则较难实行视频反馈，因为要技术工程师、学习者、临床教师三方同时存在是不容易的，尤其是在非正常上班时间较难找到临床教师来对学习者进行评估，再做评估后的反馈。

第四节　操作技能直接观察评估的质量评价

操作技能直接观察考核表的价值在于能否真实反映出临床教学的成效，所以量表本身及评分者都需经过信效度的检验。操作技能直接观察考核表兼顾了好的评价模式所应具备的RSVP特性，即信度（reliability）、标准化（standardi-zation）、效度（validity）和实用性（practicality），且能全面评估能力金字塔中不同层级的能力要求。

一、效果评价

临床实践领域判断DOPS应用效果是从技能考核成绩/操作表现、双方对评估结果的满意度和对DOPS工具的评价几方面进行综合考虑的。护理与临床医学在实践教学与培训方面具有一致性。

1. 技能考核成绩/操作表现　技能考核成绩/操作表现包括实施技能的表现、效果，具体体现在技能完成情况、患者满意度等方面。张香云等将技术满意度、技术依从性、辨证施护、疗效评价和并发症发生率等作为DOPS在中医护理操作培训中的观测指标，以判断DOPS对护理人员操作技能的提升是否有效。刘于等则从静脉留置针穿刺成功率、静脉留置针护理规范执行率和患者满意度三个方面判断DOPS的实施是否有效。

2. *考评双方的满意度* 考评双方的满意度是指教师对DOPS考核的满意度和学生对DOPS考核的满意度。教师对DOPS考核的满意度是指教师对学生在操作考核过程中的表现和考核结果的满意度。学生对DOPS考核的满意度包括两部分：学生对DOPS考核中自身表现和教师表现的满意度。临床工作情境中，还可纳入患者满意度作为评价效果的依据。

3. *双方对DOPS的评价* 有研究进行了问卷调查和访谈，结果显示学生和教师对实施DOPS持肯定态度。在临床实施DOPS，将传统方法中的集中考核化整为零，由教师在工作场景中进行，使观察与评价变得灵活机动，也更有利于学生操作技能的提高。此外DOPS的使用成本低，不影响正常的临床工作。

二、信效度检验

评分者必须熟悉评估项目，才能给出客观的评分及正确有效的回馈，帮助学习者了解其本身的优缺点。由于评分者属于客观及标准化评分方式的组成部分，因此评分者本身必须经过一致性检测，以增加评分的可信度。通常可按照下列流程操作：①学习培训评分者的案例视频；②进行评分者标准化培训与建立共识；③评分量表信度检测；④评分者信度检测。

（一）学习培训评分者的案例视频

不论是资深临床护士还是教学主管人员，在成为一位合格的评分者前，都必须先接受一定的训练。可找2～3位不同级别的培训教师，将其实际操作全程拍成视频，以确保后续评分的信度及重测信度的测量。

（二）评分者标准化培训

组织6～8人以上的临床教师，播放2～3份学员视频，请评分者打分作为评分者的前测。然后选择一份资浅者的录影带重新播放，让评分者充分交换意见，并讨论评分的差异性，寻求共识，此即为评分者标准化与训练的过程。之后再播放一次所有视频，请所有评分者进行评分，此即为评分者的后测。

（三）评分量表信度检测

所有评分者前后测的评分结果，可用来进行评分量表信度检测的计算，整体信度以达到cronbach's $\alpha > 0.8$为理想目标。具体参见第四章。

（四）评分者信度检测

1. 评分者一致性信度（inter-rater reliability） 评分者的前后测的评分结果，可用于计算考官一致性信度。评分者一致性K系数（cohen's kappa or fleiss' kappa）在0.5～0.6范围内为佳，否则应再重新核查分数极端值或差异原因，并进行讨论及相关工具修订。通过培训的考官即可承担评估工作。

2. 重测信度（test-retest reliability） 重测信度可在第一次评分后两周进行。第二次评分时将相同的视频以不同的顺序播放，再进行标准步骤清单（checklist）及总体评估表（global rating scale）评分，以两次分数计算其重测信度。重测信度必须通过外在一致性（coefficient of Stability）检验，通过重测信度α值检定，将量表做调整及分析，以再次确定量表有可信度。

在实际应用中，最不容易达到的标准是评分者一致性信度。因此，最重要的步骤是形成评分共识。其中，标准步骤清单（checklist）明确易懂，较易取得共识；总体考核表（global rating scale）的内容是质性的描述，也比较抽象，尤其是不同评分者针对评分的定义的解读可能不同，所以务必要充分地交换意见及讨论，并且辅以临床六大核心能力的基本认知，取得评分标准的共识。评分者培训与共识会议通常比较耗费时间与精力，建议召集该单位中对教学有兴趣有意愿的人员来完成此工作（但人数至少要6～8人或以上），建议不要把所有人无差别地找来，因为意愿不高的人员很难投入和大家一起寻求共识。此外，评分者一致性检测与共识会议应控制在一个小时内，冗长的会议对于信效度的检测反而会起到反效果。通过上述各步骤检测后的评估量表，再应用于实际学员的评分，对资料进行cronbach's α值的鉴定。

必要时，重复以上的步骤，以确保取得适用的、信效度良好的标准化评估工具。

第五节　操作技能直接观察评估的应用启示

护理技能评估在护理教育中占据重要地位，评价护理人员在面对临床患者时的技能表现，有助于确保患者安全和护理质量。DOPS作为一种表现性评价，强调实际临床表现，着重评价能力金字塔较高层次思考与解决问题技巧，兼顾评价的结果与过程。近年来，DOPS被广泛应用于国外护理人员和医学生的技能培训和教学，我国也开始逐步探索将DOPS应用于护理领域中。

一、DOPS在护理领域应用现况

1．在护理学生临床实习中的应用　临床实践能力的高低是评价护理专业学生是否符合新时代护理人员标准的重要手段。Roghieh等发现操作技能直接观察评估能帮助护理学生将理论迁移到临床实际，真实的临床环境更能展示护理学生操作过程中的薄弱之处。Hoseini等将操作技能直接观察评估应用于护理学生的教学考核中，体现考核的客观性。李迎霞等将护患沟通和人文关怀纳入其中，制定出了适合护理学生培训和考核使用的nursing-DOPS，针对不同学习层次和教育背景的护理学生进行统一考核，形成规范化的标准培养模式，以持续改善护理操作技能教学的质量，得到了教师和实习护理学生的共同肯定。沈莺等运用操作技能直接观察评估和mini-CEX两种工具，评价护理本科生在外科手术室整合教学的实际效果，说明两者联合是结果可靠、施行方便的临床实践评价及教学工具。陈燕等制定了护理实习中基于工作场所的评估（WPBA）中每项工具的评分细则，将操作技能直接观察评估和多种评价工具系统整合，为提升临床护理实习教学质量提供了参考。

2. *在新入职护士规范化培训中的应用*　《新入职护士培训大纲（试行）》要求护理人员掌握基本的技能，具备沟通交流和应急处理能力，其目标在培训考核中得以体现，单纯以操作技能培训与考核为重点的传统方式，难以与现代护理的发展相匹配。罗健等研究表明，DOPS与传统考核法均能判定操作的水平高低，前者对新入职护士的行为与能力评价更敏感，肯定了DOPS在真实情境下客观、多维度地评价新护士临床技能行为与能力的可行性。另有学者将DOPS运用于低年资护士静脉留置针的操作培训中，认为操作技能直接观察评估能够增加操作技能训练的次数，提高护士动手能力。因此，操作技能直接观察评估在未来新入职护士规范化培训中的应用具有较好的发展前景。

3. *在专科护士培训中的应用* 将操作技能直接观察评估引入专科护理领域，有助于培养和考核专科护理人才，切实提高其护理专业素质和综合能力。已有研究显示DOPS被用于助产、静脉置管及维护等专科护理规范化培训考核。

4. *在护理师资培训中的应用* 建立了临床教学操作技能直接观察评估指标，能够有效提升护理临床教师应用操作技能直接观察评估量表的一致性，提升考核者的教学评估能力和教学信心。同时，操作技能直接观察评估的反馈结果可以核查考核者的教学成效，作为课程的补充和教改活动的参考，能促进教师的教学效能及学习者的学习成效。

二、DOPS应用的优点

DOPS以临床岗位胜任力为导向，评估指标紧贴岗位胜任力的各项要求，是临床操作教学中有效的评估和教学工具。在临床应用具有如下优点：

1. *有助于提高学生临床学习的机会、真实感和整体观* DOPS考核是基于工作场所为基础的，临床工作具有情境性和发展性的特点，DOPS在这种真实的环境下对操作技能进行考核，有助于增加学生在临床中的实践机会。在评估学习者的表现时借助真实的患者，由一位资深教师全程观察并及时提供反馈，能够帮助学习者更好地融入临床，整体感强烈，能具体地反映出学习者的不足之处；同时，反馈部分能够更好地让学习者在反馈中学习，在学习中不断地提高。

2. *有助于培养学生的人文关怀* DOPS在整个评估过程中都会与患者相互沟通，避免了传统模式下死记硬背生硬的考试语言，其以临床实际出发，提高学习者的沟通能力，为患者考虑。

DOPS评估量表将人文关怀与医学知识和技能放在同样重要的位置，能全面反映受试者的职业素养和综合素质；同时，研究还发现通过强化护理学生对患者的人文关怀精神，使其逐渐培养自身的人文关怀素养，形成关怀行为，从而促发学生对护理行业的热爱。

3. 有助于提高操作的标准化　DOPS除了可作为评估工具外，也是标准的操作手册，每项评估的步骤也是操作的要点，可使操作技能的隐性知识显性化。考核教师仔细观察学习者的操作，并就其中问题进行及时反馈，及时纠正其操作或者判定方面存在的问题，促进临床工作者或医学生掌握正确的操作方法，形成正确的习惯，为临床综合能力的提高奠定坚实的基础。

4. 注重临床能力的测评　DOPS将医学理论知识学习、临床实践技能教学、临床能力考核评估等结合起来，对临床医护人员进行全方位、多面向的能力评估。DOPS的考核条目，不仅涵盖了操作本身的熟练程度、操作的适应证，还包含了学习者的职业精神、沟通能力、对患者的尊重和关心、向患者恰当地解释病情等。作为一种多维、立体的临床实际情境下的操作技能评价方法，DOPS评估项目涵盖了人才培养的关键点，覆盖理论知识、临床技能、沟通能力、专业素养四方面临床能力，有助于临床技能的提高，同时全面评价临床工作者的综合能力。

5. 临床评估效率高　医院是一个快速运转的场所，所有的安排都有计划的。DOPS评估量表内容简单，不受时间、地点、环境的限制，不需要任何其他的辅助硬件设备，评估在20～30分钟内完成，容易被培训单位和个人所接受。临床上技能操作较多，具有较强的专业性，在不打乱正常临床工作、耽搁学习者其他时间的同时，在日常工作中，可以随时随地针对某一项临床操作进行考核。便捷高效，不会给师生双方增加过多的时间负担，容易被学生接受，可行性强。

6. 评价周期短、反馈及时　DOPS考核后教师对学生临床操作技术给予及时的评估及反馈，在每一项操作中不同的教师给予不同的评价及反馈，学生能接受到不同的信息，更加能认识到自身在操作中所存在的问题，使得学生更加容易熟练掌握该项临床操作技能。传统总结性评价，虽然也能够客观准确地判断教育效果，但其评价时间滞后，不能动态了解学习者的学习过程，无法使带教教师及时改善教学方法，学习者无法及时了解自己的不足，不能及时调整学习方法。DOPS评价通过临床带教教师与学习者的沟通反馈，能及时了解教与学的情况，建立师生感情，及时调整教学活动和方法，提高教学质量。

三、DOPS应用的不足

尽管DOPS是一种有效的临床能力评估工具，且在国内外医学教育中广泛应用，但在教学中仍存在以下问题：

1. 改编考核表需科学验证　DOPS的评定者间信度在各项目中的表现不确定，信度高低是其能否广泛推广的最大挑战，也成为能否在形成性评价过程中作为有效工具使用的障碍。常规可以由考核者根据自身经验，依据不同等级学习者的水平进行评分，实习学生、实习医师、住院医师、研究生和新入职主治医生依次从4～8级开始评分，实际计分再以考生的现场表现适当进行增减。

2. 评估的信效度研究有待加强　虽然DOPS已被广泛应用于评估操作技术能力，但评估的效度与信度的研究仍有不足。例如面对考试时会承受压力乃人之常情，在DOPS考核中，学习者可能因已知自己正在接受检测而特意表现出比其常态更好或因紧张而有些失常的表现，结果导致某种程度的失真，尤其是对于抗压能力较弱的学习者，其表现往往会比正常水平差。

在直接观察评估中，可能会有个案间差异（inter-case variations），如个案难易度差异过大，可能会降低评估的信度，此问题需通过增加个案数及通过适当标准筛选个案等方法来加以解决。直接观察评估亦可能会有评分者间差异（inter-rater variation）所产生的误差，除了通过评估者的训练来克服，建议应纳入多位评分者。一份结构良好的测评表及清晰明确的测评项目定义，也可以降低此项风险。

3. 评估的效果有待进一步提高　尽管DOPS有详实的评分标准，但是不同的带教教师因各自水平不一样打分存在差异。因此，建议最好有前期的培训，使得带教教师打分具有一致性，减少主观评判导致的误差。另外，如果被评估者也进行统一的培训，DOPS的有效性将得到最大体现。

教师的反馈与建议会对DOPS的效果有很大影响，但反馈结果难以标准化，评估后的反馈是DOPS的核心，但反馈形式、内容和时长并无统一的标准或方法，不同评估者的反馈质量参差不齐；临床带教教师工作繁忙导致反馈时间缩短，这大大降低了学生的学习效果，阻碍了学生操作技术的提高。建议教师在观察学生进行DOPS操作时尽量不受外界环境干扰。

4. 评估的方式有待优化　某些特定步骤的技术可能并不常用，当考核需要时，往往临床教师无法前往评估，如果执意需要临床教师在现场进行“直观评估”，常常会有实际执行上的困难，将需评估的过程录像或许也是直观评估法可接受的替代方式，但是要注意应取得患者的同意，而且不可侵犯到患者的隐私。

评估间期的长短实际上并无客观的标准，而是要视训练课程的设计来定。有专家建议，每两个月进行一次评估是可接受而且合理的。因为在过短的训练时程内进行评估，可能会因为训练不足而导致评估结果失真。

另外，DOPS的限制就在于它仅能针对学习者的操作技能部分加以测评，而无法评估学习者的整体表现，在这方面需有其他测评方式来补足，例如采用临床演练测评，客观结构化临床测试或360°评估。

5. 考核者需加强培训　研究显示，多数考核者不重视DOPS的应用指南，在评估过程中未充分理解评估项目，使得评估流于形式，难以实现对学习者使用同一套标准进行考核。考核教师对考核表信息的了解程度、态度、频率、质量及施测过程中的专业性影响整个评估的准确性。一项Meta分析强调，正确实施DOPS可增强其教育影响力。因此，对考核者进行系统的DOPS培训有利于科学准确地开展评估。可以全面解读DOPS指南，并构建DOPS使用影响因素的定性综合评价，也可以参照mini-CEX培训方式，加入参照系培训法等使考核教师充分掌握理论知识，以此降低考核者间差异，以提高考核者的评分一致性和准确性。

6. 具有DOPS护理师资认证的人员不足，不利于DOPS的推广　DOPS对评估教师的要求比较高，但是国内关于DOPS的研究还十分有限，对DOPS施行认证培训的机构相对比较少，影响了DOPS在临床的推广。

四、DOPS在护理技能评估中应用的建议

1. 探索个性化DOPS评估细则和有效使用方式　尽管DOPS规定了操作技能评估内容的框架内容，但不同的培养和评估对象、不同培养目标定位和培养阶段，以及不同类别和难度的操作技能和评估者，其评估细则设置要求也将各有特点，而个性化评估细则设计的科学性和有效性将是一线护理专家和教育者们不断探索的目标和方向。DOPS是单独使用还是与其他考核评估法联合使用更为有效，也有待进一步研究。

基于DOPS的评估理念，英国近期推出了以监督学习事件为主的技能直接观察评估，从基于学习者表现为基础的评估，转变为基于监督为基础的评估方式，取消数字评分，调整评价条目，添加反思部分，研究显示新操作技能直接观察评估具有良好的结构效度，新方式可鼓励考生对操作进行反思，目前已通过英国医疗委员会（General Medical Council，GMC）批准纳入WPBA评估之中。

近年来，国外逐渐开展操作技能视频观察评估（video observation of procedural skills，VOPS）的研究，以视频评估的形式取代现场的直接观察。Hassanpour等使用VOPS来评估手术操作，认为VOPS是一种可行、有效、可靠的结构化技能评估方法，但是VOPS可能低估住院医师手术技能方面的效果。Bui等认为VOPS缺乏即时反馈环节，难以纠正手术中不遵守操作规范带来的风险，在提高操作技能方面的作用欠佳。

2. 优化护理技能评估方式　DOPS作为一种临床技能评价工具，并不是万能的，在实践过程中也存在一些问题。但DOPS评估法以改善学生的技能操作为目的，在课程或学习的各个阶段

进行多次评估考核，强调了过程的重要性，避免考核成绩的片面化，有效地诠释了形成性评价的特点。DOPS在国内护理技能评估中的应用尚未普及，因此，我们应该将DOPS评估法与目前的护理技能评估方法相结合，不断完善目前的技能评估方法，以达到优化技能教学评估方式的目的。

DOPS与mini-CEX评估方式相似，相较于mini-CEX的广泛应用，DOPS的使用较为局限，但DOPS和mini-CEX评估的侧重点有所不同，两者同时使用可实现对学生医学基础能力和实际操作能力的全面培养和评估。此外，针对部分仿真情境下的操作（如导尿等），DOPS可在OSCE中使用以达到相辅相成之效果。

3. 加强师资力量的培训　教师是DOPS评估法应用的引导者，因此，教师的自身能力是DOPS合理运用的关键。护理行业应培养一批能合理实施和传授DOPS评估法的院校教师和临床教师，以进一步推动DOPS在护理技能评估中的运用。DOPS评估法属于发展式评估，可同时进行护理技能的教学与评估，强调时效性、互动性、建设性，每次评估后，参与考核的教师与学生要进行充分交流，双方的交流能及时发现教与学中存在的问题并及时解决，实现教学相长。专业教师应不断学习新知识，提高自身科研能力，以保证DOPS评估法的合理广泛实施。

4. 提高DOPS评估者的认识和能力　DOPS引入到护理实践考核和培训还处于起步阶段，没有过多成功的经验可以借鉴，需要在今后的实践过程中不断改进和完善。一方面要加强培训和实践，提高师生们对DOPS在操作技能考核中应用优势和必要性的认识；另一方面要重视其正确合理使用DOPS能力的训练，既包括对各评价条目和评价标准同质性的训练，也包括回馈技巧等能力的提升，以充分发挥回馈环节的优质和高效。

5. 加强DOPS应用效果的实践　DOPS评估法在国外已广泛用于各项护理基础技能评估中，也已被证实是一种有效而客观的临床技能评价工具。而国内在护理技能评估中的应用尚处于初级阶段，缺乏一定的理论支持和循证研究支持。因其兼具教学功能，不仅适用于医院的护理技能培训考核，也可用于院校学生的护理技能教学，以达到提高护理人员技术能力的效果。今后的研究应该探索DOPS在国内护理学生和护士技能培训考核中的应用效果，不断拓宽其应用范围，使其更好地配合护理技能实践和教学。

第八章

操作技能直接观察评估的师资培训

医学教育工作者，有责任评价学生的临床技能，并为其提供及时、有用的反馈，以推进持续的进步。教师在基于直接观察的临床操作技能评价中扮演着重要角色。进行高质量的临床技能观察，面临很多挑战，如教师对直接观察的重要性缺乏认同感，缺少直接观察的时间，不了解如何进行观察，以及担心干扰学习者与患者的互动等。本章提供操作技能直接观察评估的师资培训策略，以期提高临床教师观察的水平和观察的频率。

第一节　师资培训的意义

无论是要保证学习者达到对临床能力要求，还是确保教学情境下患者能得到优质安全的医疗服务，直接观察都是至关重要的。以临床实践为基础的直接观察，评价的度量工具其实是师资有据、专业的判断，而不是评价工具本身。因此，评价的质量主要取决于教师实施并记录直接观察的能力。

评价方法和评价工具的效力，要依靠使用者才能发挥出来。开发新的临床能力评价方法和工具的同时，要重视对师资进行如何运用这些工具和方法的培训。

首先，要对某种临床能力进行高质量的评价，师资人员自身必须要在相应的领域拥有足够的知识、技能和态度。师资人员自身临床技能水平将限制他们评价学生临床表现的有效程度。

其次，随着时代的变迁，胜任力的内涵也在演变。我们已经看到与基于实践学习相关的胜任力出现、基于系统的实践能力的不断改进，以及最近CanMEDS把管理者改为领导者这一转变。现如今，对于医疗服务需要的许多胜任力，大多数师资人员在他们的学生时代根本没有接触过这些概念，更不用说接受相应的训练。许多师资人员是在和他们的学生一起学习这些新的知识和技能。

最后，对于医学教育者来说，评价是职业素养的核心。但很多时候，师资人员把评价当作别人的职责。师资培训可以巩固评价的重要性，为教育者制订通用标准提供机会。

要想有效使用评价方法，教育机构必须投入足够的资源来支持师资培训。然而，大多数情况下，师资培训只是一个方案或者简短的工作坊。如果教育者想要真正成功的师资培训，必须采取新的策略并将其融入实时的教学和临床活动中。例如Hemmer和他的同事将师资人员的参照系训练嵌入到正式的学生评价会议中。与临床质量改进一样，师资培训必须成为一个持续的过程，并具备相应的奖励机制，这与病人照护的质量及安全性息息相关。

医学教育者也应该停止对完美评价工具的追求，因为不存在能解决一切评价需求的评价工具。评价是一项艰难的工作，需要多角度切入。

第二节　师资培训的内容

直接观察、评价和反馈都是需要不断练习的复杂技能。师资培训的目标是提升直接观察和基于工作场所评价的频率和质量。直接观察、评价和反馈的准备工作很关键。

一、直接观察的准备和实施

1. *学习者做好被观察的准备* 教师应该与学习者对于观察过程中所发生的事情设定预期，询问学习者是否有希望教师特别关注的地方。为学习者做准备还包括为房间中发生的事情设定预期。例如让学习者知道以问题为中心或可以使用电子病历（否则学习者将进行完整的病史记录和体格检查）。应允许学习者“像在正常情况下一样做事情”。还可以让学习者知道你不会在整个接诊过程中一直待在房间里。如果你在观察时记笔记，请告诉学习者你在同时记录优点和需要改进的地方。如果你不说，学习者可能会认为你做笔记时，他就一定做错了什么。

2. *教师做好观察的准备* 准备工作包括进入患者房间之前与学习者一起确定观察目的。例如，如果教师计划观察学习者的体格检查技能，他们应考虑选取针对患者的主诉或医疗状况进行体格检查的合适组成部分。显然，这需要听取患者的一些病史来确定体格检查的关键点，尽管床旁汇报已迅速成为一种失传的技艺，但它却是一种了解患者病史的宝贵而有效的方式，另外的优点是使患者也可以聆听这种汇报。观察辅助手段可以提示教师在观察过程中应注意的重点，也可以增加教师直接观察的舒适度。教会教师在直接观察过程中置身于房间中的何处也很重要，正确的位置可以最大程度地减少对学习者与患者关系的干扰，同时确保教师可以看到学习者是否使用了合适的技术。教师观察者不应分散学习者或患者的注意力，目的是尽可能维系学习者与患者之间的纽带。

3. 思考教师如何以及何时确认（如果认为有必要）学习者的发现结果，这种准备有助于最大程度地提高观察效率　与教师一起回顾为患者做准备的重要性。患者需要知道为什么教师会和学习者一起在房间里。应让教师知道，如果他们不打算在整个接诊过程中一直待在房间里，应提前告知患者。

二、表现维度培训

表现维度培训（performance demonstration test，PDT）用于教会教师并使其熟悉评价系统中所使用的衡量表现的维度，这是评分者培训的重要内容。

PDT培训的首要目标是通过回顾每一个表现维度或胜任力的定义和标准，确保教师理解她们所感兴趣的胜任力具有怎样的定义和标准，并达成高度共识。

其次，PDT培训让教师有机会应用这些定义来加深他们对定义和标准的理解。通过让教师将他们认定的行为应用到视频场景中来实现。教师们用这些框架来引导他们的观察，并相互分享他们的观察结果。这种持续的实践进一步促进了共识的发展，有助于使教师以更标准化的方式利用评价标准，进而提高观察的公平性、信度和效度。PDT是一种可靠的方法，可以帮助教师理解框架和具体标准，并将它们有效地使用在直接观察和其他评价工具上。

三、评分培训

一份DOPS量表的价值在于是否可以真实反映出临床教学的成效，所以量表本身及评分者都需经过信效度的检验。身为评分者，必须对评估的主题即评估项目内容有相当的了解及熟悉程度，如此才能给与客观的评分及正确有效的反馈，从而使学习者了解其本身的优点及缺点。由于评分者未必符合客观及标准化的评分方式，因此评分者本身必须经过一致性测定训练，以增加评分的可信度，要达到这个目标，通常可按照下列流程操作：①拍摄评分者（rater）训练教材的案例录像带；②教师评分者的标准化与建立共识；③评分量表信度检测；④评分者信度检测。

（一）评分者训练教材的案例录像带的拍摄

所有担任评分者的临床教师，在成为一位合格的评分者前，都必须先接受一定的训练及通过检核测验，不论是临床工作上较资深的工作人员，主管或者是临床教师皆然。建议可找2～3位及以上不同级别的受训学习者，将其实际操作全程拍成录像带，以确保后续评分者一致性的信度及重测信度的测量。

（二）评分者标准化与训练

召集6～8位临床教师候选人，播放2～3份学习者的录影带，请评分者打分数作为评分者的前测。然后选择一份年资浅者的录影带重新播放，让评分者充分交换意见，并讨论评分的差异性，寻求共识，此即为评分者标准化与训练的过程。之后再播放一次所有的录影带，请所有的评分者进行打分数，而不再讨论，此即为评分者的后测。

（三）评分量表信度检测

所有评分者前后测的评分结果可用于评分量表信度检测的计算，整体信度以达到cronbach's $\alpha > 0.8$为理想目标。

（四）评分者信度检测

1. 考官一致性（inter-rater reliability） 评分者的前后测的评分结果可用于考官一致性的计算。后侧部分的考官一致性K

（cohen's kappa or fleiss' kappa）系数至少应介在0.5～0.6范围内为佳，否则应再重新核查分数极端值或差异原因并进行讨论及相关工具修订。通过检测的考官即可担任合格的临床教师。

2. 重测信度（test-retest reliability） 重测信度可于第一次评分后两周进行第二次评分，由相同的录像以不同的顺序播放，再进行checklist及global rating scale评分。以两次分数计算其重测信度。而重测信度必须通过外在一致性（coefficient of stability）。透过重测信度的α值检定，将量表做调整及分析，以再次确定量表有可信任度。

将通过上述各步骤检测完成后的评估量表实际应用于学习者的评分，再进行cronbach's α值的鉴定，必要时重复以上的步骤，以确立适用于国内学习者的标准化评估工具。

在实际的执行经验中，最不容易达到的标准是考官一致性的信度检测，所以最重要的步骤是所有考官共识的形成。在这个过程中，步骤清单比较明确易懂，所以较易取得共识；总体考核表的内容是质性的描述，也比较抽象，尤其是针对评分的定义每个考官的解读可能不同，所以务必要有充分的意见交换与讨论，并且辅以ACGME六大核心能力的基本认知，取得评分标准的共识（表8-1）。

考官训练与共识会议通常耗费时间与精力，所以最好只召集该单位中对教学有兴趣有意愿的人员来担任（但人数至少要6～8人及以上），建议不要把所有人一律找来，因为意愿不高的人员很难投入和大家一起寻求共识。此外，考官一致性鉴定与共识会议控制在一个小时内，冗长的会议对于信效度的鉴定反而会得到反效果。

表8-1 评分者训练示例

评分者训练内容	解 释	时 间
1.5小时的工作坊		
介绍性课程	直接观察的原理 评价信度差的根源	30分钟
展示评分者间信度不佳的事实	参与者观看引入视频并打分（5分钟） 对观察和打分进行讨论（10分钟）	15分钟
直接观察的障碍	参与者描述进行高频率、高质量的直接观察的障碍	5分钟
简单的表现维度培训	参与者设计关于技能的评分框架，之后回顾基于证据的评分框架（10分钟） 将框架应用于视频（5分钟）	15分钟
参考框架训练	要求参与者描述选择打分的标准 之后将话题转向置信的标准	10分钟
头脑风暴：如何完成对观察的快照	参与者确定对学员和患者有价值、同时不会浪费教师不必要时间的简要观察内容	10分钟
总结	提问	5分钟

3小时的工作坊		
破冰活动	讨论被观察和观察别人的经历	10分钟
介绍性课程	直接观察的原理 评价信度差的根源	45分钟
直接观察的障碍	小组确定直接观察的障碍	10分钟
展示评分者间信度不佳的事实	参与者观看引入视频并打分（5分钟） 对观察和打分进行讨论（10分钟）	15分钟
休息		10分钟
简单的表现维度培训	参与者设计关于技能的评分框架，之后回顾基于证据的评分框架（15分钟） 将框架应用于视频（5分钟）	20分钟

续　表

参考框架训练	要求参与者描述选择打分的标准 之后将话题转向置信的标准 询问参与者令人满意的打分需要什么要素	15分钟
直接观察的准备	讨论学员和患者所需要的准备 三角站位	10分钟
头脑风暴：如何完成对观察的快照	参与者确定对学员和患者有价值，同时不会浪费教师不必要时间的简要观察内容	20分钟
表现维度的第二技能训练或讨论直接观察的体系	重复之前的表现维度培训的练习，或者讨论如何从体系的角度来进行观察	20分钟
总结	提问	5分钟

全天的工作坊		
破冰活动	讨论被观察和观察别人的经历	10分钟
介绍性课程	直接观察的原理 评价信度差的根源	45分钟
直接观察的障碍	小组确定直接观察的障碍	10分钟
展示评分者间信度不佳的事实	参与者观看引入视频并打分（5分钟） 对观察和打分进行讨论（10分钟）	15分钟
休息		10分钟
简单的表现维度培训	参与者设计关于技能的评分框架，之后回顾基于证据的评分框架（15分钟） 将框架应用于视频（5分钟）	20分钟
参考框架训练	要求参与者描述选择打分的标准 之后将话题转向置信的标准 询问参与者令人满意的打分需要什么要素	20分钟
直接观察的准备	讨论学员和患者所需要的准备 三角站位	10分钟
头脑风暴：如何完成对观察的快照	参与者确定学员和患者有价值、同时不会浪费教师不必要时间的简要观察内容	20分钟
反馈	回顾如何给予反馈	25分钟

续 表

总结	提问	5分钟
午餐		60分钟
模拟直接观察的工作坊		
概述	回顾模拟的目的	10分钟
第一站	临床技能1的观察和反馈	40分钟
第二站	临床技能2的观察和反馈	40分钟
休息		10分钟
第三站	临床技能3的观察和反馈	40分钟
第四站	临床技能4的观察和反馈	40分钟
复盘	讨论这一天的心得体会	15分钟

第三节　提升评价质量的师资发展方向

要提升工作场所的评价质量，就需要注重评价教师个体的发展。

一、提高直接观察的认同感

（一）直接观察的重要性

1. 直接观察是学习和指导的教育工具　作为临床教师，我们的目标是确保护理人员的专业发展。其临床技能的提高，有赖于对临床技能的准确评价和刻意练习。接受其他人的反馈是刻意练习的一个关键组分。反馈对于刻意练习具有重要的意义。

2. 直接观察是能力导向的医学教育的评价方法　直接观察（observation）是基于工作场所的评价，是对真实临床环境中的日常实践的评价。直接观察属于miller金字塔顶层的评价策略，是一种重要的评价方法。直接观察临床技能通过观察学习者与患者互动，也包括观察护理人员之间、护理人员与跨专业团队之间的互动过程，以给予形成性或终结性评价。

（二）策略

可通过三种互动活动强调直接观察的重要性。如让教师回想一次他们与患者接触时被观察的经历，并且思考它是否有帮助。然后，让教师一对一地分享他们的经历，再请其中一些人在整个小组中分享。先前的经历常常影响着教师参与直接观察的意愿。第二个相关的活动是让参与者回想他们作为观察者（以反馈为目的观察学习者与患者的接触）的一次经历。让他们考虑那是什么样的感觉以及作为观察者是否有什么帮助。然后，让教师与坐在身旁的人分享他们的想法。这些活动能够帮助理解教师参与者所处的情境。第三个增强直接观察动力的活动是分享“你绝不相信今天我观察到了什么”的经历。让教师分享这些经历会帮助他们建立对直接观察的认同感。

二、抽出直接观察的时间

教师感觉缺乏或确实缺乏直接观察的时间是进行直接观察的最大障碍之一。克服这一障碍的第一条途径是强调直接观察并非观察护理病人的整个过程。观察整个过程确实有价值，但实际上一名教师不太可能有时间常规地观察这一全部过程。相反，只观察一部分是完全可以接受的。我们称其为“观察快照”（observation snapshots）。多个观察快照可以为我们清晰地展示学习者在不同内容和情境下临床技能的完整情况。本章稍后将会讨论由多名教师和其他医务工作者在不同内容及情境下进行的多次观察实际上提高了评价和相应推断的效度。观察快照可以使直接观察变得更加可行。但是，保证直接观察对学习者有意义也非常重要。也就是说，直接观察应该侧重观察学生应当发展的技能。

除了确保观察以学生为中心之外，还应鼓励教师优先观察那些对患者医疗有积极影响的情况。例如观察住院医师第一次在门诊给予患者治疗建议，这样能同时改善患者医疗、提升学生技能。

理想情况下，可尝试让教师找出不增加一天工作总时间的观察快照。有几种进行直接观察的方法实际上可以节省时间。例如教师可以直接观察学生进行肩部检查，而不是让学生展示如何进行肩部检查之后再去见患者重新进行检查，如此便可以节省时间。在门诊情境中，观察住院医师接诊当天的“第一名患者”是一个节省时间的策略。这种策略之所以有效，是因为通常没有后续等待的患者，也没有等待汇报患者情况的学生。

三、创设一种支持高质量高频率直接观察的医院文化

创设一种重视并支持直接观察的医院文化是很重要的。如果教育体系不支持观察和反馈，再好的评分者培训也不会有效。虽然观察快照可以增加直接观察的可行性，但教师们仍然认为用于直接观察的时间不足。如果直接观察是胜任力导向教育的基本评价方法，护理教育界必须确保我们的教育和医疗能提供一个可以更好支持基于工作场所评价的系统。

评分者培训需要预先花时间，之后也需要有纵向实践的时间。保证教师有足够的时间参与持续的专业发展，以此强化他们作为临床教师和评价者的角色，这是很重要的。

创设一种重视并支持直接观察的医院文化，也需要学习者自身的认同。虽然有些学习者乐于接受直接观察，并在基于工作

场所的评价中发现了其价值，但许多学习者并不认为直接观察是对他们的专业成长有意义的评价活动。如许多学习者认为直接观察会引发焦虑，并会主动避免接受直接观察。护理行政管理者或培训教师的一个重要职责是引导学习者接受直接观察和反馈的目的。向学生介绍刻意练习、反馈和指导的概念，解释当学生有自己的计划时，反馈是如何起最佳效果的。教会学习者如何探纠出有效的、具体的、包含行动方案的反馈也很重要。这是一种帮助学习者“自我指导”的形式，让学生从教师处获得有效反馈。

第九章

操作技能直接观察评估的反馈

反馈（feedback）的定义为“系统用来作为调整并达成目的所依据的讯息”，广泛应用在企业管理、心理学及各类教育领域。反馈可以刺激学习者响应并协助临床教师洞察学习者学习状况，近年来在推动医学教育改革的过程中，医学教育评价反馈的重要性也逐渐受到重视。反馈事实上并非只是学习后师生的对话，有效的反馈需要学习者及临床教师共同作好事前准备，透过事先设计过的各种反馈方法，有效地改变学习者未达标准的学习行为。评估后由专家提供反馈是DOPS评估法的最大特色，被评估者经由结构完整的评估过程及结果可了解到自己操作不足与不熟练的部分，加强自我联系。本章概述了反馈的基本原则及常用方法。

第一节　概　　述

一、反馈的原则

评价后反馈如果做得好，可以提升学习者学习成效，如果做得不理想，则必然打击学习者自信心，制造负面情绪，甚至有些学习者会因为临床教师不当的反馈方式而心灵上感到羞愧。然而多数学习者都有反馈需求，而且这样的期待也会反应在学习者对临床教师的评分上。

反馈有各种分类，例如“正面的”与“负面的”，“简单的”与“复杂的”，或是“内在的”与“外在的”等。最重要的分类方式是Dweck等学者于1998年提出的“成长型”与“固定型”两种。成长型的反馈，称赞学习者为达到成功所付出的“努力”，并针对失败给予“建设性的批评”，告知如何解决问题，或如何得到更好的表现；固定型的反馈，则是称赞学习者的“智力”或“能力”，并在失败时传达出关于个人能力甚至品格的“评断”。具体来说，当临床教师赞美学习者聪明时，将使学习者无视“失败”“愚笨”的证据，学习者将会专注在让自己“看起来好”而非学习本身，因此会拒绝可以学得更多的新挑战，以免暴露缺点，让人怀疑自己的能力。因此，建立一个以“成长”为基础的反馈文化，是促进学习动机的要点。

二、反馈的步骤

临床教师采取的有效反馈步骤，大多包括以下内容：

1. 找出学习者专业领域的弱点。

2. 针对明确目标与学习者的特定行为予以分析。

3. 强化学习者自我肯定与尊重，提升学习者学习动机及强度。

4. 提供策略，产生共识，协助学习者改进。

5. 定期追踪反馈效果。

三、反馈的方式

反馈的方式可以是书面、在线、座谈会或是学习过程及学习成果回顾等方式。反馈的技巧则非常多元，文献中共识的反馈技巧大部分重视反馈形式要多元、能辨认优缺点、具有立即性、正面态度、简要清晰和特殊性等。反馈可以是正式与非正式的，非正式反馈较容易而且可频繁执行，大多在技术训练或临床实践学习完的很短时间内，针对学习者学习或当时操作的细节进行讨论，趁学习者记忆犹新时进行，譬如在迷你临床演练评估（mini-clinical evaluation exercise，mini-CEX）中进行问诊技术或是护理体格检查等，或是运用操作技能直接观察评估方法评估学习者给药技术，甚至是运用高仿真情境中的模拟教学评估学习者面对多样临床情境的关键判断等。有的反馈可以是在每天学习活动结束后进行，然而多局限于学习脉络前后具相关性的教学活动，譬如学习日志回顾、高级心脏生命支持训练等。假若反馈是一段时间以后分享信息或总评学习者学习成果，譬如为期一个月的急诊临床实训，则应采取比较正式的反馈，如采用结构式反馈法，这类反馈法是促进教师教学专业化及学习者进步的有利工具，最好是学习活动中进行，让学习者接受反馈后还有重新练习的机会，如果学习活动结束前才进行反馈，学习者则缺少实时改进的机会。

反馈方式需要掌握反馈四法宝（STDS）原则，即特定（specific）、及时性（timely）、描述性（descriptive）、三明治反馈法（sandwich feedback）（值得嘉许、可再精进、共识行动）进行双向反馈，并列为未来教学计划的实施步骤。

在执行DOPS评估时，立即反馈的步骤包含：被评者的自我评价（你觉得如何）、下次如何做及建议如何改进的具体共识。临床教学中9项有效的反馈技巧包括：建立适当的人际间相处的气氛、选择合适的地点、建立互相认同的学习目标、了解学习者的看法与感受、客观明显的行为表现、用非批判性的态度与语言、针对特定行为提出意见、给予适当的反馈、提出具有建设性的改善意见。反馈过程中常见的问题包括：只有判断性的反馈、空泛不具体的反馈、只反馈负面的信息。因此，护理临床应在反馈时，尊重学习者，制造舒适、可信赖的教学环境。

一般在考生临床操作后，考官和考生之间进行5～10分钟的互动反馈讨论。考官与考生互动反馈程序的应用是DOPS与传统的临床技能考试相比最重要的区别与特点。正是因为实时反馈，才能在临床技能考核过程中实现教学相长，使考生及时了解自己操作过程中存在的不足并加以改进，能够快速提高技能操作水平。即DOPS不仅是以考核评价为目的，其最终目的仍落实到提高考生的临床综合能力上。因此，每次操作考核结束后，考核者针对考核对象操作中的优缺点，面对面沟通，针对其不足之处，给予建设性意见、建议，同时注意倾听考核对象的想法与感受，必要时再次操作示范，达成纠正性改善共识。将“评估-反馈-分析-改进-再评估”不断循环，形成评价闭环回路系统，不断提升临床技能教学质量。

四、反馈的辅助工具

反馈并不只是教学后的师生对话，而是透过信息交换达到改善教学的目的，不同的评价方式，其反馈的实施也需要适当的辅助工具。

反馈的实施需要临床教师事先作好准备，并依教学活动特性所需来准备反馈辅助工具，协助反馈活动有效进行，常用反馈工具有书面反馈、在线反馈以及近来医学教育过程常被运用的实时反馈系统（interactive response system，IRS）。

（一）书面反馈

书面反馈，如进行mini-CEX或DOPS反馈时，mini-CEX、DOPS客观评价学习护理操作部分内容，多用在一对一反馈活动，可以实时记录值得称赞的地方、共识行动、建议改进等反馈意见。应有足够空间方便临床教师详细书写其观察到的行为动作，因为反馈内容最好包括优点（值得嘉许且应继续保持的地方）、缺点（可再精进、调整及加强学习的地方），最后还需提出具体改进的做法，教师与学习者一起拟定具体可行的共识行动方案，填写完整并签名，一份交还学习者并予勉励，另一份依需要交回教学督导部门予以保管备查或分析检讨。适当的教师反馈教育训练虽然可增加评价者一致性，但若界面设计不当，也会影响临床教师反馈内容的完整性。

（二）数字化反馈

在线反馈则将上述工具数字化，可供教学成效分析和教师与学习者反馈意见分析，并能将所有反馈信息和学习历程记录结合，达成教学有效管理，促进学习者正确学习行为的维持。若是教学现场有计算机设备，则在线反馈具备更多优点，配合学习历程记录，结构式反馈架构可以内化到信息系统内，不但字数较无限制，也符合环保无纸化趋势，对于惯用计算机的临床教师而言，与学生共同核查学习历程记录，反馈更能依据过程面的有效信息，透过教学流程管理，反馈完成度更高，反馈分析对学习者及教师皆具效益。

（三）实时反馈系统

若是临床教师采取课堂教学活动，面对多数学习者不愿表达意见的情况，教学现场容易显得冷清，教学过程得不到学习者实时意见，这对课程设计及进行都是负面的。

实时反馈系统是近年来改善教学质量最重要的信息科技应用之一，在很多西方国家都已经普遍使用，因为实时反馈系统改变了传统的教师独自讲授的方式，增加了现场活跃气氛，提高了学习者学习兴趣，增加了师生互动。临床教师于教学现场抛出选择性议题，学习者可以透过系统立即反馈意见，临床教师随时分析学习者学习当中的反馈意见趋向，引导学习者思考讨论，有效掌握多数学习者的学习情况，并随时调整教学内容，甚至作补救教学。

实时反馈系统在西方国家已广泛应用，学生只需每人手持一部智能手机作为反馈装置，就可以在教学过程中，随时进行提问、随堂测验或其他交互式教学，教师也可在课后调阅，以详细了解学生学习状况，在教学活动信息化过程中，实时反馈系统的确有其重要地位。

第二节　结构式反馈法

一、三明治反馈法

三明治反馈法（feedback sandwich）是广为人知且最简单的结构式反馈法，容易执行，对于时间受限的临床教学评价来说，可以提高效率。由于临床教师预先表扬了学习者，很容易得到学习者的信赖，从而促进学习者改变行为的动机，达到反馈的目的。

（一）传统三明治反馈法

传统三明治反馈法包括三个步骤：①表扬，表扬学习者表现优异之处，作为评价后反馈的起点；②批评，分享观察学习过程的有效信息，评论学习者表现未达标准之处；③表扬，整合学习者表现，再次正向肯定学习者学习过程中的可取之处，以及改变学习行为的决定。

然而，人脑在讯息处理的历程中，对于负面讯息的注意远高于正面讯息。当遭受批评后，人们会被批评的内容占据心思，而无法将批评之前接收到的讯息转移到长期记忆。这种“后摄抑制”将使学习者无法记得先前被表扬的具体细节。相反地接收到负面批评以后，注意力与记忆力将会提高，这种“前摄强化”的效应会让人对批评及其后的内容印象深刻。因此，混和表扬与批评的理想的传统三明治反馈法，应先给予一般性的表扬以建立关系，再提出简短且具体的批评与改善建议，以引导学习者如何具体响应这个评价，最后再列举大量而详细的正面评价，好让学习者能有机会记得自己表现良好之处。

（二）新式三明治反馈法

新式三明治反馈法的执行步骤包括：①自评，请学习者先自评学习前的能力，然后请学习者说出此次学习活动目标及相关的过去经验，透过事前互动让临床教师采取合适的教学方式，更重要的是让学习者认清自我学习前的状态，以便能在学习后虚心接受反馈；②反馈，学习者作好接受反馈的心理建设之后，临床教师再依学习过程中的有效信息告诉学习者教师的客观观察结果，反馈之前学习者自评的结果，经过如此互动后，有助于后续进一步说明共识目标的理由；③再评，整合所有信息，针对学习者表现未达标准之处，询问学习者是否了解共识后的改进策略，若重新来过会如何做，待一切准备就绪后请学习者再次实操。

虽然三明治反馈法容易执行，也很有效率，但仍有需要注意之处：

1. 临床教师要有充分的准备，完整地观察学习者表现，才能收集到有效信息。

2. 学习行为的反馈必须精确，学习者才能了解哪些行为必须保持，哪些行为必须改变。

3．针对学习行为的改变，临床教师必须提供建设性建议。

4．表扬和批评所占比例必须适当，依据学习者与临床教师建立的关系来调整，避免过度赞美，反而让学习者忽略未达标准的学习行为。

二、TIPS 反馈法

TIPS反馈法方法包括如下4个步骤：

1．定义并指出未达标准的学习行为（type and specify the ineffective behaviors） 在临床实践教学过程中，有时会发现学生在护理操作时过度地注意操作步骤而忽视无菌原则时，临床教师若只是告知其“违反了无菌原则”，这对学习者学习行为改变是不够的，因为学习者不知道究竟哪里做错了以及该如何去做。若临床教师能够指出学习者操作错误的原因及如何改进，学习者便能根据特定反馈结果找到改进方向。

2．识别学习者的学习障碍范畴（identify the category of difficulty experi-ence by the learner） 教师进一步找到学习者学习困难的地方，这一点非常重要，因为之后将依据学习不足的地方为学生升级相关学习策略。

3．学习者认知与实际反馈（perception versus reality feedback） 临床教师掌握了学习者学习障碍范畴之后，通过反馈过程，教师和学习者认知距离会拉近，教师鼓励学习者说明自己学习行为，教师可以协助学习者从头到尾核查自己的学习行为，并从中引导学习者了解正确的行为。学习者通过反馈认知到自己行为应改变并愿意共同制定有效的改变策略。

4．处置及追踪策略（strategies for treatment and follow-up） 教师

应持续了解反馈的执行情况，必要时给与更多协助或引导。对于有学习障碍的学习者，学习行为改进策略的掌握方法如前所述，但也必须有相应的政策支持才容易成功，学生心理或情感方面也可能是需要协助的方面，也必须列入改进计划的一部分。

三、S-T-P反馈法

Vaughn等学者于1998年建议将用于解决问题的S-T-P模型应用于对问题学习者的反馈，包含3个步骤：

1. 辨认出未达标准的学习行为（specify the problem） 临床教师透过学习者自评及双向反馈机会，先找出学习者哪些能力低于专业水平，比如和同龄人相处能力、自我认知能力、学习结构上或是感情上无法达到要求等，临床教师可以协助找到解决问题的切入点，有助于后续制定改进问题的方向。

2. 与学习者共识目标（desired target state） 依据临床教师与学习者讨论的结果产生共识，针对未达标准的项目进行清楚的列表，有利于学习者在反馈后采取改进的行动。

3. 决定计划过程及方向（procedure，plan，or path） 临床教师须作出协助学习者面对各类学习障碍的决定，并采取行动，例如让学习者直接观摩临床教师与患者互动过程、学习典范，或是安排心理咨询，协助学习者解决情绪低落或缺乏自信等问题。

四、PEARLS反馈法

Milan等学者于2003年提出比三明治反馈更为理想的结构式PEARLS（partnership，empathy，apology，repect，legitimation，support）反馈法。将过去运用在临床沟通的技巧改用在医学教育上，其反馈结构分得更细，对于学习者个人因素、未达专业标准的临床行为或是心理上无法敞开心胸学习的学习者，特别是面对反馈困难的学习者，会有较佳的结果。关键在于以同理心和建立互相信任作为反馈的基础，有利于临床教师在教学过程中实时掌握学习者的学习阶段，并使用反馈技巧和阶段性概念看待学习过程，促进学习者达到预期的改变。Prochaska等学者于1998年提出行为改变的转移理论模式，包括沉思前期、沉思期、准备期、行动期、维持期、故态复萌期，正好可以将相同精神运用到医学教育反馈法中。其执行步骤如下：

1. 建立伙伴关系，参与解决问题（partner-ship for joint problem-solving）。

2. 展现同理心（empathic understanding）。

3. 学习者的困难有充分辩解（apology for barriers to the learner’s success）。

4. 尊重学习者价值观及选择（respect for learner s values and choices）。

5. 感受及意图的合理化（legitimation of feelings and intentions）。

6. 支持改进行动（support for efforts at correction）。

五、ABCDEFG IS反馈法

Bhattarai等于2007年提出新的反馈方法，内容缩写为“ABCDEFG IS”，分为以下九点内容：

1. 必须限定反馈内容量（amount of the information） 反馈内容必须准确且特定，过多缺乏方向性的反馈讯息会令学习者无法专注与负荷，无法提升学习成效，也很容易造成混淆。

2. 反馈必须基于学习者获益原则（benefit of the trainees）

提供反馈必须是出于教师善良的意图，以学习者获益为主要出发点，并非成就教师优越感或内心的满足感，教师的教学方式必须是鼓励胜过于指责，否则可能对教学活动产生负面甚至是破坏性的影响。

3. 行为改变（change behavior） 有效反馈的重点在于对学习者的行为是否产生影响，反馈意见必须针对学习行为而非针对学习者个人，例如说“你总是滔滔不绝地解释病情，过于武断，完全没有考虑患者和家属的感受”，这是针对个人的评论，若换一个方式，如果说“你似乎讲太多了，这会让患者无法表达意见并和你进行讨论，也许你可以考虑放慢沟通节奏”，这便是针对行为的反馈建议。

4. 反馈语言尽量是描述性的（descriptive language） 反馈语言尽量是描述性而非评论性的，不是以表现好或表现不好来陈述，而是以能不能达到预期目标或是不是产生预期效果来和学习者进行沟通。描述性的反馈语言着重在what、when、where、how，避免评论why，譬如“我注意到你刚才对患者解释病情的时候，并没有注视患者，患者似乎对你的说明也没有进一步的响应”，这是描述性的反馈语言，“你和患者沟通技巧不佳”则是评论性的反馈语言。临床教师尽量说出观察学习者行为所见的事实，取代主观的评价，前者也较容易被学习者接受，较具建设性，适当的脸部表情及身体语言可以有效减少学习者的心理抗拒，促进开放式讨论及增加互动，产生非评论性氛围，起到鼓励学习的作用。

5. 反馈环境必须适当（environment） 反馈环境必须让学习者感到亲近、安全、没有压力。临床教师执行反馈不应让学习者觉得时间上有急迫性，或教师只是形式上为了反馈而反馈。最好兼顾到个人隐私及舒适性，反馈效果自然更佳。

6. 反馈必须有重点（focused） 反馈不能是概括式的，必须聚焦于重点，模糊不清的反馈不能协助学习者厘清其弱点，对改善学习帮助也很有限。例如“你上班期间开立影像检查过多，应该多注意这方面的问题”这个反馈就显得模糊不清；若改为“你上班期间为病患多次开立脑部计算机断层检查，都没有在申请单上说明其适应证”，这样就显得重点突出，学习者也能很快知道改进的方向。

7. 组内所有成员相互协助进行反馈（group check） 反馈如果可以由群组内不同角色共同完成，对于学习者学习动机及未来发展将有很大帮助。组内所有成员相互协助进行反馈，采用描述性而有重点的反馈原则，将可有效改变学习行为。

8. 确认学习者是否接受并且理解（interpretation check） 反馈后临床教师必须负责确认学习者是否接受并且理解，如果是通过组内不同的角色共同完成，还可进一步分享相关信息，完成以学习者为中心的反馈活动。

9. 信息分享（sharing information） 反馈基本上是以信息分享的原则引导学习者主动决定采取行动改变学习行为或模式，并非给予指示或是纠正错误，固然中间的界线不容易分清楚，但教学者应尽量为学习者提供其学习自主决定的机会去达成学习目标，取代过去所习惯的纠正方式。

正式反馈的步骤为：①先确定学习者知道他将接受反馈，有心理准备；②备妥观察记录，让学习者知道教师确实了解他的学习情况；③安排适当的环境，尊重并确保学习者隐私；④请学习者说出感受，并自我评价；⑤使用上述“ABCDEFG IS”原则进行反馈；⑥理性对待学习者维持尊严；⑦确定学习者对反馈内容同意与否，再采取共识行动。

六、LOaD BeFORE a Plan反馈法

Dr.DeZee基于情感与同理心（emotional/empathic）方面的评估，综合多种反馈方法，以首字母命名为“LOaD BeFORE a Plan”反馈法。临床教师需在教学活动开始之前作许多准备，告知学习者学习目标、学习活动进行方式及需要达到的预期，并且要事先和学习者进行很好的沟通。学习进行中临床教师需要对学习行为作直接观察记录，最后跟学生进行反馈说明。相关内容依序说明如下：

1. 进行反馈前需让学习者知情，有所准备（label as feedback） 临床教师需事先告知学习者即将进行的反馈活动是整个教学活动的主要内容，让学习者能参与事前准备，包括资料整理或提问，这样反馈才能有效率。

2. 以开放性问题作为反馈开端（open end question） 临床教师可以用开放性问题向学习者询问学习情况，一方面引起学习者提出问题作为讨论的动机，回顾学习过程所面临的问题，另一方面则根据学习者反应将学习者学习概况进行分类，因材施教。

3. 依据学习者回应情况将学习者学习状态进行分类（diagnose the learner） 临床教师依据学习者回应方式可将学习者分为三类：①毫无察觉问题所在（precon-templator），若学习者回答内容空泛，则表明学习者完全不知问题所在，临床教师需进行更进一步具体和有针对性的提问，引导学习者思考并自我评核；②已洞察问题所在，但尚未掌握改变方向（contemplator），学习者了解学习目标及个人问题所在，但总是犹豫不决，信心不足，尚未掌握改善方法；③已掌握改变方向并可采取行动（action

phase），学习者了解学习目标及个人问题之所在，且已掌握改善方向，处于可以和临床教师达到共识并制订改进计划的状态。

4. 借由同理心产生信赖感（be empathic） 临床教师依照过去的学习经验，透过同理心的展现，让学习者认识到临床教师已了解他目前情况，有助于学习者产生对临床教师的信赖感，强化其改变学习行为的动机。

5. 特定的反馈（feedback） 临床教师依据学习者达到学习目标与否，针对学习行为来给予特定的反馈，而不流于空泛，例如反馈的目的在于提升学习者肌内注射技术，教师需清楚指出学习者操作时未达标的部分，便于学习者改进。

6. 观察记录佐证反馈（observations support feedback） 未达到学习目标和学习行为，需有观察记录作为证明，强化学习者对学习不足之处的认知，除了能避免主观给予学习者负面印象，客观数据的确更能够增加学习者反思，改进学习的动机。

7. 学习者对反馈的反应（reaction of the learner to the feedback） 临床教师也必须让学习者对反馈活动有反应的机会。如前案例，要让学习者针对未达标准的学习行为有辩解说明的机会，透过学习者陈述过程便能认知其中差距，对学习者在反馈后所要达到预期目标达成共识。

8. 反馈后再度评估学习者是否接受（evaluate again for acceptance） 临床教师针对学习者学习结果需再度评估，以此确认反馈是否有效，学习者未达标准的行为是否得到改善，否则反馈只是流于形式，学习者也许并没有真正接受。

该反馈方式注重因材施教。根据教学反馈结果可以制定教学计划，若是学习者完全不知问题所在，则目标是让学习者明确问题所在；若学习者了解学习目标及个人问题，则目标是如何改进弱点；若学习者了解学习目标，也已知自己弱点，则目标是在教师的指引下制订改进计划，精确掌握进一步的学习方向。

第三节　评价后反馈的发展趋势

不论是简单反馈或是复杂反馈，都有其优缺点及使用时机，对于长期医学教育来说，结构式反馈虽然耗时，但对于医学教育评价不可或缺。如何作好评价后的反馈，有以下几个值得努力的方向。

一、反馈以学习者为导向

Issenberg及McGaghie等学者根据最佳实证观点，分析了近40年模拟医学教育相关的研究结果，归纳指出，反馈的确是促进有效学习最重要的部分。这也明确了反馈必须是以学习者学习效果为导向，并非以教学者为中心，以学习者学习成效为导向就必须事先作好准备，学习者必须知道反馈活动何时进行，让学习者能够有所准备，先行完成自我评价。临床教师在掌握学习者学习状况后，依据学习者学习过程进行观察并记录客观信息，作为反馈基础，根据学习者学习成果给予正面反馈。教师针对学习者学习经验不足之处与学习者达到共识并以学习者为中心因材施教，进一步促进学习者积极完善自己的临床能力。

二、临床教师须接受培训

若要成功进行反馈，临床教师需具备哪些特质呢？依据Menachery等学者在Johns Hopkins大学的研究发现，学习者心目中精通反馈技巧的教师有以下特征：

1．经常试图察觉并关切学习者学习过程中的情绪反应。

2．熟练处理教学过程产生的冲突。

3．经常询问学习者对教学活动的期待。

4．对过去一年专业教学目标留有记录。

5．经常与学习者们共同工作，建立共识后的目标，并产生依循的规则。

6．即使和学习者产生争辩，教师仍能尽力协助学习者解决问题。

由此可见担任成功的临床教师是有相当难度的，除了用心之外，其专业资历最好要被肯定，也需要经过相关机构（如医院或医学院）认证，这样才能在执行相关教学计划时，教师能更清楚地认定自我角色，也更容易达到提升教育成果的目标。临床教师除了在评价学习者之前须完成一致性训练外，评价后需要进行反馈训练，可以通过以下方法完成：

（1）由具有资深反馈经验的临床教师协助检学习者评分结果与反馈记录，找出需改进之处。

（2）举办教学反馈培训，在培训中运用视频、角色扮演、头脑风暴等方法。

（3）由具有资深反馈经验的临床教师作经验分享或小组讨论。

三、反馈方式必须面对面

反馈方式可以是书面、面对面、计算机网络在线、座谈形式，或是学习过程及学习成果回顾等方式，反馈的技巧也非常多元化。反馈的目的在于改变学习者没有达到标准的行为，最好经过一段时间后重新评价，而学习者仍能有效维持。依据Porte等学者在2007年针对医学生外科临床技能训练经验，将医学生分为三组，分别接受三种不同的反馈方式：面对面口头反馈、计算机分析及专业参考值反馈。虽然三组学习者后测分数都较前测进步，但只有接受面对面反馈的那组学习者，一个月后再次接受评核时，其外科临床技能仍然维持在改善的状态。

四、反馈必须多源化

反馈的解读与自我认知的产生是存在差异的。根据Lockyer的研究，临床教师反馈数据或信息应尽量避免单一来源，一方面学习者可以得到多方面反馈，另一方面反馈结果也较为客观，学习者能真心接受，改变动机也较强且持久，可见多源反馈的重要性。360°测评结束后的反馈便是一种多源反馈，通过来自各方的反馈，可以让学习者完整地了解自己的优缺点，以强化自我认知能力并促进行为改变。

五、反馈受到临床工作等影响时，须有更好的解决办法

虽然教学活动常常受到临床工作的影响，但反馈是促使学习者学习行为改变最重要的因素，应该得到重视。根据George等学者在澳洲急诊的研究中显示，急诊和临床服务需求的确会冲击学习者的学习及反馈活动，但是适当的行政监督机制有助于反馈活动的进行。推荐措施如下：

1. 设置教学辅助系统，教学活动结束后完成面对面反馈记录，或者临床教师在教学活动后，查阅学习者的学习记录，给出在线反馈。

2. 教学主管定期监测负责教学的临床教师的工作量，以行政监督促进临床教师工作合理化。

3. 设置学习流程指引，有效协助临床教师确定对学习者处置的合理性及正确性。

4. 将学习历程及各类学习案例进行完全记录，能有效统计学习者的学习经验不足之处，有效指引临床教师及学习者共识行动方向。

5. 针对各级学习者推动导师制度，落实平日关怀及辅导，并透过经费补助让师生能在舒适自在的环境中互动，增进彼此互信，提升反馈成效。

这些都是为解决反馈受到临床工作等影响时的有效措施。

附录

护理操作技能的DOPS评分表

第一节　常用基础护理操作

一、双人轴线翻身DOPS评分表

学习者姓名：________　科室：________　工号：________　职级：________
评估者姓名：________　评估者职级：________　考核日期：________
操作难易程度：□简单　□中等　□复杂

评估项目	评估重点	接近预期标准		达到预期标准		超过预期标准		无法评估
		1	2	3	4	5	6	NA
操作前								
1. 明确操作适应证	掌握轴线翻身的适应证及目的							
2. 知情同意	告知清醒患者（家属）轴线翻身的目的及方法，并取得同意							
3. 操作前评估	（1）评估病情、年龄、体重、意识状态、合作程度、肢体活动、治疗、管路以及受压部位皮肤情况 （2）环境安静舒适，光线明亮，适合操作							
4. 操作前准备	（1）正确核对医嘱※ （2）物品准备：翻身垫、2个枕头							
操作中								
5. 患者安全	（1）两种以上方式核对患者※ （2）安全防护措施到位※							

续　表

评估项目	评估重点	接近预期标准		达到预期标准		超过预期标准		无法评估
		1	2	3	4	5	6	NA
6. 流程熟练与规范	（1）固定病床，移去枕头，松开被尾；将翻身垫置于患者腰部、臀部下※ （2）协助患者仰卧，两手交叉于腹部，两腿屈曲 （3）两名护士站在病床同侧，抓紧翻身垫，同时用力将患者拉至近侧，并拉起床档※ （4）两名护士绕至病床对侧，分别抓紧患者远侧翻身垫※ （5）一名护士发口令，两人动作一致将患者轴式翻转至侧卧，并将软枕放于患者背部，另一软枕置于两膝之间；拉起另外一侧床档※ （6）检查肢体各个关节是否保持功能位、各管路是否通畅							
7. 无菌原则	不涉及							
8. 视需要寻求他人协助	操作过程中遇到困难时，能有意识地寻求他人帮助，协助完成操作							
操作后								
9. 用物处置	不涉及							
10. 记录	记录翻身时间、卧位和皮肤情况							
一般性表现								
11. 评判性思维	观察患者生命体征、管路、受压皮肤及功能位摆放，及时发现异常情况							
12. 健康教育	告知患者轴线翻身后的注意事项，不要自行改变体位，若有异常及时告知护理人员							
13. 沟通技巧	说话清楚有条理，不打断对方讲话，仔细倾听对方诉求并作出回应							
14. 人文关怀	注意维护患者隐私；操作时注意患者感受及需求							
15. 职业防护	执行操作前后洗手，戴口罩							
16. 整体表现	正确完成整个操作，展现出良好的临床认知、判断能力和技术表现							

续 表

评估项目	评估重点	接近预期标准		达到预期标准		超过预期标准		无法评估
		1	2	3	4	5	6	NA
总体评价	□达到预期标准（含以上），能够独立完成操作 □少部分需再加强，在指导下能够完成操作 □不能够独立完成操作，未达到预期标准，无法通过							

注：※为必要项目，即一定要完成，未完成即为不合格。

评价与建议

表现优秀的项目	建议加强的项目

学习者对此次DOPS评估满意度 （低） 1 2 3 4 5 6 7 8 9 10 （高）
评估者对此次DOPS评估满意度 （低） 1 2 3 4 5 6 7 8 9 10 （高）

评估时间：__________min 反馈时间：__________min
学习者签名：__________ 评估者签名：__________

二、口腔护理DOPS评分表

学习者姓名：________ 科室：________ 工号：________ 职级：______

评估者姓名：________ 评估者职级：________ 考核日期：__________

操作难易程度：□ 简单　□ 中等　□ 复杂

评估项目	评估重点	接近预期标准		达到预期标准		超过预期标准		无法评估
		1	2	3	4	5	6	NA
操作前								
1. 明确操作适应证	掌握口腔护理适应证、目的、口腔生理解剖知识和口腔护理药物适用范围							
2. 知情同意	告知清醒患者（家属）口腔护理目的、方法及配合要点；询问有无不适症状，是否需要如厕，并取得同意※							
3. 操作前准备	（1）正确核对医嘱※ （2）用物：医嘱执行单（PDA）、治疗车、治疗盘、治疗巾、石蜡油、棉签、水杯、吸管、手电筒（昏迷患者：开口器、舌钳）、治疗包、纱球、压舌板、生理盐水、按医嘱准备的药物。检查物品有效期及包装是否完好※							
4. 操作前评估	评估患者：病情、意识状态、合作程度、口腔黏膜情况、有无活动义齿、有无胃管※							
操作中								
5. 患者安全	（1）两种以上方式核对患者 （2）棉球不可过湿，避免因水分过多引起误吸※							
6. 流程熟练与规范	（1）协助患者取舒适安全体位（床头抬高30°）、头部侧向学习者※ （2）铺好治疗巾（燕尾式），放弯盘 （3）清点纱球，报数※ （4）擦口唇→用手电筒和压舌板观察口腔情况→压舌板撑开颊部、擦两颊（先对侧后近侧）→嘱患者咬牙，由上至下、由磨牙至门齿擦牙齿外侧面（先对侧后近侧）→嘱患者张开嘴，擦内侧面及咬合面（先对侧后近侧）→擦上颚、不触及软腭→擦舌上→漱口→手电筒观察口腔→擦口唇※ （5）再次清点纱球并报数※ （6）视患者情况协助漱口 （7）治疗巾擦嘴，口唇涂石蜡油，视患者口腔情况遵医嘱涂药							
7. 无菌原则	不涉及							
8. 视需要寻求他人协助	操作过程中遇到困难时，能有意识地寻求他人帮助，协助完成操作							

续　表

评估项目	评估重点	接近预期标准		达到预期标准		超过预期标准		无法评估
		1	2	3	4	5	6	NA
操作后								
9. 用物处置	（1）协助患者于舒适卧位，放置好呼叫器 （2）依垃圾分类处理使用过的物品							
10. 记录	记录患者口腔黏膜情况及药物治疗效果							
一般性表现								
11. 评判性思维	能正确识别患者口腔黏膜异常情况；能识别口腔护理时患者的异常反应							
12. 健康教育	告知患者注意保持口腔卫生；注意观察自身口腔情况，发现异常及时告知医护人员							
13. 沟通技巧	说话清楚有条理，表示对患者的关心，不打断对方讲话，仔细倾听对方诉求并用患者理解的话语作出回应							
14. 人文关怀	操作时注意患者感受，动作轻柔、细致							
15. 职业防护	执行操作前后洗手、戴口罩							
16. 整体表现	正确完成整个操作，展现出良好临床认知、判断能力和技术表现							
总体评价	□达到预期标准（含以上），能够独立完成操作 □少部分需再加强，在指导下能完成操作 □不能够独立完成操作，未达到预期标准，无法通过							

注：※ 为必要项目，即一定要完成，未完成即为不合格。

评价与建议

表现优秀的项目	建议加强的项目

学习者对此次DOPS评估满意度　（低）　1　2　3　4　5　6　7　8　9　10　（高）

评估者对此次DOPS评估满意度　（低）　1　2　3　4　5　6　7　8　9　10　（高）

评估时间：__________min　　反馈时间：__________min

学习者签名：__________　　评估者签名：__________

三、血压测量（电子血压计）DOPS评分表

学习者姓名：________ 科室：________ 工号：________ 职级：________
评估者姓名：________ 评估者职级：________ 考核日期：________
操作难易程度：□简单　□中等　□复杂

评估项目	评估重点	接近预期标准		达到预期标准		超过预期标准		无法评估
		1	2	3	4	5	6	NA
操作前								
1. 明确操作适应证	掌握血压的正常范围							
2. 知情同意	告知清醒患者（家属）血压测量前要求（至少休息5分钟，30分钟内禁止吸烟或饮咖啡、情绪波动和运动）※，并取得知情同意							
3. 操作前准备	（1）正确核对医嘱 （2）用物：血压计，检查血压计袖带宽窄是否合适，有无漏气，电量是否充足）、记录单、笔 （3）病室环境安静且室温适宜							
4. 操作前评估	（1）评估患者病情、年龄、意识状态、合作程度、自理能力（测量前），确保患者在测量期间不说话或活动※ （2）询问患者有无不适症状，是否需要如厕 （3）评估患者肢体皮肤是否完整、是否留置PICC、动静脉造瘘、是否为术后肢体或偏瘫肢体							
操作中								
5. 患者安全	长期监测血压							
6. 流程熟练与规范	（1）协助患者采取坐位或卧位放置血压计—肱动脉—心脏同一水平※ （2）袖带缠绕方式正确，驱尽袖带内空气，平整缠于患者上臂距肘窝2～3cm处，松紧以一指为宜（袖带应放在裸露的皮肤上）※ （3）打开血压计开关，点击自动充气 （4）正确读取血压值，并告知患者※ （5）测量完毕，解开袖带，排尽余气，关闭血压计							
7. 无菌原则	不涉及							
8. 视需要寻求他人协助	如患者血压测不出或出现异常时，能有意识地寻求他人帮助							

续　表

评估项目	评估重点	接近预期标准		达到预期标准		超过预期标准		无法评估
		1	2	3	4	5	6	NA
操作后								
9. 用物处置	使用后擦拭消毒血压计袖带，整理备用							
10. 记录	记录测量时间及数值，取均值记录							
一般性表现								
11. 评判性思维	正确辨别血压异常情况，观察患者反应；偏瘫患者应选择健侧肢体测量							
12. 健康教育	为患者讲解血压正常值范围，测量血压的重要性及注意事项							
13. 沟通技巧	说话清楚有条理，不打断对方讲话，仔细倾听对方诉求并作出回应							
14. 人文关怀	注意维护患者隐私；操作时注意患者感受							
15. 职业防护	执行操作前后洗手							
16. 整体表现	能正确完成血压测量，并能正确记录							
总体评价	□达到预期标准（含以上），能够独立完成操作 □少部分需再加强，在指导下能完成操作 □不能够独立完成操作，未达到预期标准，无法通过							

注：※为必要项目，即一定要完成，未完成即为不合格。

评价与建议

表现优秀的项目	建议加强的项目

学习者对此次DOPS评估满意度　（低）　1　2　3　4　5　6　7　8　9　10　（高）
评估者对此次DOPS评估满意度　（低）　1　2　3　4　5　6　7　8　9　10　（高）

评估时间：__________min　　反馈时间：__________min
学习者签名：__________　　评估者签名：__________

四、鼻饲术DOPS评分表

学习者姓名：________ 科室：________ 工号：________ 职级：________
评估者姓名：________ 评估者职级：________ 考核日期：________
操作难易程度：☐简单　☐中等　☐复杂

评估项目	评估重点	接近预期标准		达到预期标准		超过预期标准		无法评估
		1	2	3	4	5	6	NA
操作前								
1. 明确操作适应证	掌握鼻饲目的、适应证※							
2. 知情同意	告知清醒患者（家属）鼻饲目的及方法，取得知情同意							
3. 操作前评估	（1）病情、年龄、意识状态、鼻腔及口咽情况、胃管位置及外固定情况、病室环境※ （2）询问患者有无不适症状，是否需要如厕							
4. 操作前准备	（1）正确核对医嘱※ （2）用物：医嘱执行单（PDA）、治疗车、治疗盘（盛有温开水的治疗碗、胶布）、38～40℃鼻饲饮食、听诊器、注射器、弯盘、手套、纱布，检查物品的有效期及包装是否完好※							
操作中								
5. 患者安全	（1）两种以上方式核对患者 （2）严格执行三查八对制度※ （3）意识不清的患者适当约束 （4）鼻饲过程中及鼻饲后20～30分钟协助患者取半卧位，注意鼻饲的速度、温度、浓度、清洁度及患者耐受性							
6. 流程熟练与规范	（1）检查鼻饲管外固定是否良好；回抽胃液检查鼻饲管有无脱出及胃潴留，胃管是否通畅；用听诊器听“气过水声”判断胃管是否在胃内※ （2）用20～30ml温开水冲洗鼻饲管 （3）缓慢匀速注入鼻饲饮食 （4）再次用温开水冲洗鼻饲管 （5）正确处理并固定鼻饲管末端							
7. 无菌原则	不涉及							
8. 视需要寻求他人协助	患者出现呕吐、呛咳、呼吸困难等时，能有意识地寻求他人帮助							

续 表

评估项目	评估重点	接近预期标准		达到预期标准		超过预期标准		无法评估
		1	2	3	4	5	6	NA
操作后								
9. 用物处置	依垃圾分类处理使用过的物品							
10. 记录	记录所给鼻饲饮食种类、剂量、时间、过程是否顺利							
一般性表现								
11. 评判性思维	识别鼻饲饮食的种类及适应证；识别有无胃潴留、胃液性质异常							
12. 健康教育	告之患者鼻饲管不能受压、打折，勿用力牵拉鼻饲管，以免脱出；鼻饲后，切忌立即翻身，以免引起呕吐造成误吸							
13. 沟通技巧	说话清楚有条理，不打断对方讲话，仔细倾听对方诉求并用患者理解的话语作出回应							
14. 人文关怀	保持半卧位20～30分钟，放置好呼叫器；操作时注意询问患者感受							
15. 职业防护	执行操作前后洗手；必要时戴手套							
16. 整体表现	正确完成整个操作，展现出良好临床认知、判断能力和技术表现							
总体评价	□达到预期标准（含以上），能够独立完成操作 □少部分需再加强，在指导下能完成操作 □不能够独立完成操作，未达到预期标准，无法通过							

注：※为必要项目，即一定要完成，未完成即为不合格。

评价与建议

表现优秀的项目	建议加强的项目

学习者对此次DOPS评估满意度 （低） 1 2 3 4 5 6 7 8 9 10 （高）

评估者对此次DOPS评估满意度 （低） 1 2 3 4 5 6 7 8 9 10 （高）

评估时间：__________min　　反馈时间：__________min

学习者签名：__________　　评估者签名：__________

五、女患者导尿术DOPS评分表

学习者姓名：________ 科室：________ 工号：________ 职级：________
评估者姓名：________ 评估者职级：________ 考核日期：________
操作难易程度：□简单 □中等 □复杂

评估项目	评估重点	接近预期标准		达到预期标准		超过预期标准		无法评估
		1	2	3	4	5	6	NA
操作前								
1. 明确操作适应证	掌握导尿目的、适应证※							
2. 知情同意	告知清醒患者（家属）导尿目的及方法并取得配合							
3. 操作前评估	病情、年龄、意识状态、合作程度、排尿情况、会阴部及尿道口周围情况、病室环境※							
4. 操作前准备	（1）正确核对医嘱 （2）用物：医嘱执行单（PDA）、治疗车、一次性导尿包、一次性尿垫、别针、尿管标识，检查物品的有效期及包装是否完好※							
操作中								
5. 患者安全	（1）两种以上方式核对患者 （2）意识不清的患者适当约束							
6. 流程熟练与规范	（1）协助患者脱去一侧裤腿盖于近侧腿部，摆仰卧屈膝位，两腿外展，暴露会阴部臀下垫巾 （2）打开导尿包，取初步消毒物品置于患者两腿间，戴手套，用碘伏棉球依次消毒阴阜、对侧大阴唇、近侧大阴唇、对侧小阴唇、近侧小阴唇、尿道口、阴道口、肛门 （3）将导尿包置于患者两腿间，打开形成无菌区，戴无菌手套，铺洞巾 （4）检查尿管水囊是否完好，连接尿管与尿袋，用液状石蜡纱布润滑尿管前端4～6cm （5）用纱布分开小阴唇，充分暴露尿道口，再次消毒尿道口、对侧小阴唇、近侧小阴唇、尿道口 （6）更换镊子夹住尿管前端，插入4～6cm，见尿后再插入2cm （7）水囊注水10ml，轻拉尿管确保固定良好；妥善固定尿袋，贴好标识							
7. 无菌原则	严格执行无菌操作，每个消毒棉球只用一次※							
8. 视需要寻求他人协助	出现尿道口不易辨识、尿管误入阴道、尿管插入后不见尿液流出、操作过程中手套污染等，能有意识地寻求他人帮助							

续　表

评估项目	评估重点	接近预期标准		达到预期标准		超过预期标准		无法评估
		1	2	3	4	5	6	NA
操作后								
9. 用物处置	整理床单位，依垃圾分类处理使用过的物品							
10. 记录	记录导尿时间及尿液颜色、性质和量							
一般性表现								
11. 评判性思维	识别尿液颜色、性质、尿量异常；识别患者不适症状							
12. 健康教育	告之患者尿管不能受压、打折，勿用力牵拉尿管以免脱出；集尿袋固定应低于膀胱高度，避免逆流感染							
13. 沟通技巧	说话清楚有条理，不打断对方讲话，仔细倾听对方诉求并用患者理解的话语作出回应							
14. 人文关怀	注意遮挡和保护患者隐私；注意患者保暖（上半身盖好被子）							
15. 职业防护	执行操作前后洗手，戴口罩							
16. 整体表现	正确完成整个操作，展现出良好临床认知、判断能力和技术表现							
总体评价	□达到预期标准（含以上），能够独立完成操作 □少部分需再加强，在指导下能完成操作 □不能够独立完成操作，未达到预期标准，无法通过							

注：※ 为必要项目，即一定要完成，未完成即为不合格。

评价与建议

表现优秀的项目	建议加强的项目

学习者对此次DOPS评估满意度　（低）　1　2　3　4　5　6　7　8　9　10　（高）
评估者对此次DOPS评估满意度　（低）　1　2　3　4　5　6　7　8　9　10　（高）

评估时间：__________min　　　反馈时间：__________min
学习者签名：__________　　　评估者签名：__________

六、口服给药DOPS评分表

学习者姓名：__________ 科室：__________ 工号：__________ 职级：________
评估者姓名：__________ 评估者职级：__________ 考核日期：__________
操作难易程度：☐ 简单　☐ 中等　☐ 复杂

评估项目	评估重点	接近预期标准		达到预期标准		超过预期标准		无法评估
		1	2	3	4	5	6	NA
操作前								
1. 明确操作适应证	掌握口服给药适应证、目的							
2. 知情同意	告知清醒患者（家属）口服给药的及内容；询问有无不适症状，是否需要如厕，必要时协助※							
3. 操作前准备	（1）双人核对医嘱※ （2）用物：医嘱执行单（PDA），手消毒液、口服药车，口服药，必要时备研磨钵、带刻度的水药杯、吸管等 （3）核对药物：患者姓名、床号、药物名称、剂量、浓度、用药时间、用法及药物有效期※							
4. 操作前评估	（1）患者病情、年龄、意识状态及治疗情况；药物过敏史 （2）患者吞咽能力，有无口腔、食管；疾患，有无恶心、呕吐 （3）患者是否配合服药及遵医行为 （4）患者对药物的相关知识了解程度※							
操作中								
5. 患者安全	（1）执行三查八对制度 （2）患者不在房间或因故暂不能服药者，暂不发药并做好交接班※							
6. 流程熟练与规范	（1）协助患者取舒适卧位（坐位或半坐位为宜） （2）正确核对药品 （3）为患者准备40～60℃温开水，按药物要求准确给药，协助患者服药到嘴 （4）若患者提出疑问，应重新核对，确认无误后给予解释，再给患者服用 （5）服药后再次核对※							
7. 无菌原则	给药过程不可污染药物，水剂（准确量取）、滴剂、中药等特殊药物要准确给药							
8. 视需要寻求他人协助	如出现呛咳、药物遗撒等现象时，能有意识地寻求他人帮助，协助完成操作							

续 表

评估项目	评估重点	接近预期标准		达到预期标准		超过预期标准		无法评估
		1	2	3	4	5	6	NA
操作后								
9. 用物处置	（1）协助患者取舒适卧位，放置好呼叫器 （2）依垃圾分类处理使用过的物品							
10. 记录	记录所给药物、剂量和时间并签字※							
一般性表现								
11. 评判性思维	（1）密切观察患者用药后的反应及效果（如疼痛减轻、体温降低等） （2）根据患者情况选择正确给药的时间与方式（借助吸管或鼻饲给药）							
12. 健康教育	告知患者用药后的注意事项及可能出现的不良反应，若有异常及时告知护士							
13. 沟通技巧	说话清楚有条理，不打断对方讲话，仔细倾听对方诉求并作出回应							
14. 人文关怀	协助患者服药到口；操作时注意患者感受							
15. 职业防护	执行操作前后洗手，戴口罩							
16. 整体表现	正确完成整个操作，展现出良好临床认知、判断能力和技术表现							
总体评价	□达到预期标准（含以上），能够独立完成操作 □少部分需再加强，在指导下能完成操作 □不能够独立完成操作，未达到预期标准，无法通过							

注：※为必要项目，即一定要完成，未完成即为不合格。

评价与建议

表现优秀的项目	建议加强的项目

学习者对此次DOPS评估满意度 （低） 1 2 3 4 5 6 7 8 9 10 （高）
评估者对此次DOPS评估满意度 （低） 1 2 3 4 5 6 7 8 9 10 （高）

评估时间：__________min　　反馈时间：__________min
学习者签名：__________　　评估者签名：__________

七、皮内注射（皮试）DOPS评分表

学习者姓名：________ 科室：________ 工号：________ 职级：________

评估者姓名：________ 评估者职级：__________ 考核日期：__________

操作难易程度：□简单　　□中等　　□复杂

评估项目	评估重点	接近预期标准		达到预期标准		超过预期标准		无法评估
		1	2	3	4	5	6	NA
操作前								
1. 明确操作适应证	掌握皮内注射适应证、目的及注射部位解剖知识							
2. 知情同意	告知清醒患者（家属）皮内注射给药的目的及方法，并取得同意							
3. 操作前评估	（1）评估患者病情、年龄、意识状态、合作程度、注射侧肢体活动情况、皮肤情况、有无药物及酒精过敏史 （2）环境：安静舒适，光线明亮，适合操作							
4. 操作前准备	（1）正确核对医嘱※ （2）用物：医嘱执行单（PDA）、注射贴、治疗车、治疗盘、一次性注射器、75%酒精（酒精过敏者可用生理盐水）、肾上腺素（备用）、药液、无菌盘，检查各物品的有效期和包装是否完好 （3）药物准备：检查药液质量和有效期，双人核对，正确配制及抽吸药液，将注射器贴好标签，放入无菌盘内※							
操作中								
5. 患者安全	（1）执行三查八对制度※ （2）安全防护措施到位							
6. 流程熟练与规范	（1）协助患者暴露注射部位 （2）用75%酒精消毒皮肤，直径＞5cm，待干 （3）排气，绷紧皮肤，针尖斜面向上，与皮肤成0°～5°角刺入皮内，待针尖斜面完全进入后，注入药液0.1ml，局部可见皮丘※ （4）拔出针头，勿按压针眼，观察患者反应及有无不适※ （5）记录时间，20分钟后双人判断结果							
7. 无菌原则	严格执行无菌操作※							
8. 视需要寻求他人协助	操作过程中遇到困难时，能有意识地寻求他人帮助，协助完成操作							

续　表

评估项目	评估重点	接近预期标准		达到预期标准		超过预期标准		无法评估
		1	2	3	4	5	6	NA
操作后								
9. 用物处置	依垃圾分类原则处理使用过的物品							
10. 记录	按规定时间观察结果并记录※							
一般性表现								
11. 评判性思维	观察用药后的反应，及时发现异常情况；药物过敏实验提前准备急救药物及设备							
12. 健康教育	告知患者用药后的注意事项、不良反应，嘱患者勿揉擦及覆盖注射部位							
13. 沟通技巧	说话清楚有条理，不打断对方讲话，仔细倾听对方诉求并作出回应							
14. 人文关怀	注意保护患者隐私；操作时注意患者感受及需求							
15. 职业防护	执行操作前后洗手，戴口罩，避免针刺伤，必要时戴手套							
16. 整体表现	正确完成整个操作，展现出良好临床认知、判断能力和技术表现							
总体评价	□达到预期标准（含以上），能够独立完成操作 □少部分需再加强，在指导下能完成操作 □不能够独立完成操作，未达到预期标准，无法通过							

注：※ 为必要项目，即一定要完成，未完成即为不合格。

评价与建议

表现优秀的项目	建议加强的项目

学习者对此次DOPS评估满意度　（低）　1　2　3　4　5　6　7　8　9　10　（高）
评估者对此次DOPS评估满意度　（低）　1　2　3　4　5　6　7　8　9　10　（高）

评估时间：________min　　反馈时间：________min
学习者签名：________　　评估者签名：________

八、皮下注射DOPS评分表

学习者姓名：________ 科室：________ 工号：________ 职级：________
评估者姓名：________ 评估者职级：__________ 考核日期：__________
操作难易程度：☐ 简单 ☐ 中等 ☐ 复杂

评估项目	评估重点	接近预期标准		达到预期标准		超过预期标准		无法评估
		1	2	3	4	5	6	NA
操作前								
1. 明确操作适应证	掌握皮下注射适应证、目的及注射部位皮肤解剖知识							
2. 知情同意	说明皮下注射给药的目的，并取得患者知情同意							
3. 操作前准备	（1）双人核对医嘱 （2）物品准备：医嘱执行单（PDA），注射贴，治疗车，治疗盘，一次性注射器，药品，棉签，皮肤消毒液，手消毒液，治疗盘							
4. 操作前评估	（1）患者病情、年龄、意识状态、合作程度、既往有无过敏史 （2）注射侧肢体活动情况、注射部位							
操作中								
5. 患者安全	执行三查八对制度※							
6. 流程熟练与规范	（1）协助患者取舒适安全体位 （2）选择注射部位（长期注射者应轮换部位注射），消毒皮肤，直径≥5cm，待干 （3）排气，绷紧皮肤，根据患者皮下脂肪厚度选择进针角度（45°～90°）及深度※ （4）回抽，无回血后固定针栓，均速注射，注射药液过程中观察患者反应及有无不适主诉 （5）拔针后正确按压※							
7. 无菌原则	严格执行无菌操作							
8. 视需要寻求他人协助	（1）穿刺时如遇困难时，能有意识地寻求高年资护士帮助，协助完成操作 （2）回抽有回血，更换注射部位							

续 表

评估项目	评估重点	接近预期标准		达到预期标准		超过预期标准		无法评估
		1	2	3	4	5	6	NA
操 作 后								
9. 用物处置	（1）协助患者取舒适卧位，放置好呼叫器 （2）依垃圾分类处理使用过的物品 （3）正确处理锐器							
10. 记录	据病情需要，完成相关病历记录							
一般性表现								
11. 评判性思维	评估药物效果；监测患者是否出现过敏反应，如皮疹、胸闷及呼吸困难							
12. 健康教育	告知患者用药后的注意事项及可能的不良反应，若有异常及时告知护士							
13. 沟通技巧	说话清楚有条理，不打断对方讲话，仔细倾听对方诉求并作出回应							
14. 人文关怀	注意保护患者隐私；操作时注意患者感受							
15. 职业防护	执行操作前后洗手，戴口罩；避免针刺伤							
16. 整体表现	正确完成整个操作，展现出良好临床认知、判断能力和技术表现							
总体评价	□达到预期标准（含以上），能够独立完成操作 □少部分需再加强，在指导下能完成操作 □不能够独立完成操作，未达到预期标准，无法通过							

注：※ 为必要项目，即一定要完成，未完成即为不合格。

评价与建议

表现优秀的项目	建议加强的项目

学习者对此次DOPS评估满意度 （低） 1 2 3 4 5 6 7 8 9 10 （高）

评估者对此次DOPS评估满意度 （低） 1 2 3 4 5 6 7 8 9 10 （高）

评估时间：__________min　　反馈时间：__________min

学习者签名：__________　　评估者签名：__________

九、肌内注射DOPS评分表

学习者姓名：________ 科室：________ 工号：________ 职级：________
评估者姓名：________ 评估者职级：________ 考核日期：________
操作难易程度：□简单　□中等　□复杂

评估项目	评估重点	接近预期标准		达到预期标准		超过预期标准		无法评估
		1	2	3	4	5	6	NA
操作前								
1. 明确操作适应证	掌握肌内注射适应证、目的及注射部位解剖知识							
2. 知情同意	告知清醒患者（家属）肌内注射目的及内容，并取得知情同意							
3. 操作前准备	（1）正确核对医嘱 （2）用物：医嘱执行单（PDA）、治疗车、治疗盘、注射器、药液，检查各物品有效期和包装是否完好 （3）药物准备：检查药物质量和有效期，正确抽吸药液，剂量准确，双人核对，将抽好药液的注射器贴好标签，放入无菌盘内							
4. 操作前评估	患者病情、意识状态、合作程度、有无过敏史；注射部位皮肤、肌肉组织状况和肢体活动度							
操作中								
5. 患者安全	（1）操作中执行三查八对制度 （2）明确注射部位：选择注射部位的皮肤应无损伤、压痛、肿胀、硬结和炎症；2岁以下婴幼儿应避开臀大肌，以免注射时损伤坐骨神经							
6. 流程熟练与规范	（1）消毒皮肤，直径≥5cm，待干 （2）正确排气 （3）绷紧皮肤，持针方法正确，快速垂直刺入针头2/3，固定针头，无回血后缓慢注射药液※ （4）注射完毕，快速拔针，拔针后采用干棉签正确按压※							
7. 无菌原则	严格执行无菌操作※							
8. 视需要寻求他人协助	对于婴幼儿，需他人协助固定患儿注射部位；如果注射过程中针头折断，应视情况寻求他人的帮助							

续　表

评估项目	评估重点	接近预期标准		达到预期标准		超过预期标准		无法评估
		1	2	3	4	5	6	NA
操作后								
9. 用物处置	（1）协助患者于舒适卧位，放置好呼叫器 （2）依垃圾分类处理使用过的物品 （3）正确处理锐器							
10. 记录	记录执行时间并签字※							
一般性表现								
11. 评判性思维	监测患者的反应，观察注射部位有无红、肿及硬结等情况，观察用药后的反应及效果							
12. 健康教育	告知患者用药后的注意事项							
13. 沟通技巧	说话清楚有条理，不打断对方讲话，仔细倾听对方诉求并作出回应							
14. 人文关怀	注意维护患者隐私；操作时注意患者感受							
15. 职业防护	执行操作前后洗手，戴口罩；避免针刺伤							
16. 整体表现	正确完成整个操作，展现出良好临床认知、判断能力和技术表现							
总体评价	□达到预期标准（含以上），能够独立完成操作 □少部分需再加强，在指导下能完成操作 □不能够独立完成操作，未达到预期标准，无法通过							

注：※为必要项目，即一定要完成，未完成即为不合格。

评价与建议

表现优秀的项目	建议加强的项目

学习者对此次DOPS评估满意度　（低）　1　2　3　4　5　6　7　8　9　10　（高）
评估者对此次DOPS评估满意度　（低）　1　2　3　4　5　6　7　8　9　10　（高）

评估时间：__________min　　　反馈时间：__________min
学习者签名：__________　　　评估者签名：__________

十、静脉注射技术DOPS评分表

学习者姓名：________ 科室：________ 工号：________ 职级：________

评估者姓名：________ 评估者职级：________ 考核日期：________

操作难易程度：□简单　□中等　□复杂

评估项目	评估重点	接近预期标准		达到预期标准		超过预期标准		无法评估
		1	2	3	4	5	6	NA
操作前								
1. 明确操作适应证	掌握静脉注射适应证、目的以及外周血管解剖知识							
2. 知情同意	告知清醒患者（家属）静脉注射目的及方法，取得同意※							
3. 操作前准备	（1）正确核对医嘱※ （2）用物准备：医嘱执行单（PDA）、治疗车、治疗盘、注射器、止血带、皮肤消毒剂、棉签、注射药物，垫巾，检查物品有效期及包装是否完好 （3）药品准备：检查药物质量和有效期，正确抽吸药物，剂量准确，双人核对，将抽好药液的注射器贴好标签，放入无菌盘内※							
4. 操作前评估	（1）环境安静舒适，光线明亮，适合操作 （2）评估患者病情、合作程度、肢体活动度、药物过敏史 （3）选择合适穿刺部位：选择粗、直、血流丰富的血管 （4）避开关节及静脉瓣、皮损、炎症、结痂、瘢痕等皮损部位 （5）避开禁忌部位（如乳腺癌根治术后同侧上肢，静脉造瘘侧手臂）※ （6）帮助患者取坐位或者卧位，暴露静脉注射部位							
操作中								
5. 患者安全	（1）执行三查八对制度※ （2）安全防护措施到位※							
6. 流程熟练与规范	（1）在正确时机系、松止血带，在注射部位上方5.0～7.5cm处系止血带※ （2）正确消毒穿刺点皮肤，直径＞5cm，待干 （3）排尽空气，绷紧皮肤，针尖斜面向上，刺入皮下，见回血再沿静脉进针少许※ （4）松开止血带，根据病情及药物性质掌握药液推注速度※ （5）拔出针头，以干棉签按压穿刺点							
7. 无菌原则	严格执行无菌操作※							
8. 视需要寻求他人协助	操作过程中遇到困难时，能有意识地寻求他人帮助，协助完成操作							

续 表

评估项目	评估重点	接近预期标准		达到预期标准		超过预期标准		无法评估
		1	2	3	4	5	6	NA
操作后								
9. 用物处置	（1）协助患者舒适卧位，放置好呼叫器 （2）依垃圾分类原则处理使用过的物品							
10. 记录	记录注射时间、患者用药后反应							
一般性表现								
11. 评判性思维	观察穿刺部位皮肤是否有肿胀、发红等异常；对组织有强烈刺激的药物，应先注射少量生理盐水，无异常再更换为药物注射※							
12. 健康教育	告知患者药物的作用、用药后反应							
13. 沟通技巧	说话清楚有条理，不打断对方讲话，仔细倾听对方诉求并作出回应							
14. 人文关怀	操作时注意患者感受及需求							
15. 职业防护	执行操作前后洗手，戴口罩，必要时戴手套，避免针刺伤							
16. 整体表现	正确完成整个操作，展现出良好临床认知、判断能力和技术表现							
总体评价	□达到预期标准（含以上），能够独立完成操作 □少部分需再加强，在指导下能完成操作 □不能够独立完成操作，未达到预期标准，无法通过							

注：※ 为必要项目，即一定要完成，未完成即为不合格。

评价与建议

表现优秀的项目	建议加强的项目

学习者对此次DOPS评估满意度 （低） 1 2 3 4 5 6 7 8 9 10 （高）
评估者对此次DOPS评估满意度 （低） 1 2 3 4 5 6 7 8 9 10 （高）

评估时间：__________min　　反馈时间：__________min
学习者签名：__________　　评估者签名：__________

十一、密闭式静脉输液DOPS评分表

学习者姓名：＿＿＿＿＿　科室：＿＿＿＿＿　工号：＿＿＿＿＿　职级：＿＿＿＿
评估者姓名：＿＿＿＿＿　评估者职级：＿＿＿＿＿＿　考核日期：＿＿＿＿＿＿
操作难易程度：　☐ 简单　　☐ 中等　　☐ 复杂

评估项目	评估重点	接近预期标准		达到预期标准		超过预期标准		无法评估
		1	2	3	4	5	6	NA
操作前								
1. 明确操作适应证	掌握静脉输液适应证、目的及外周血管解剖知识							
2. 知情同意	告知清醒患者（家属）输注药物名称、目的，并取得同意							
3. 操作前准备	（1）正确核对医嘱※ （2）用物准备：医嘱执行单（PDA），治疗车，注射盘，药液，止血带，垫巾，合适型号静脉留置针，输液接头、输液器，无菌敷料，检查各物品有效期及包装是否完好 （3）药物准备：检查药物质量和有效期，正确配液、粘贴输液标签、连接输液器，双人核对签字※							
4. 操作前评估	（1）环境安静舒适，光线明亮，适合操作 （2）评估患者：病情、合作程度、肢体活动度、药物过敏史 （3）选择合适穿刺部位：避开禁忌部位，如乳腺癌根治术后同侧上肢、静脉造瘘侧手臂、偏瘫侧肢体※							
操作中								
5. 患者安全	（1）两种以上方式核对患者 （2）执行三查八对制度※							
6. 操作的熟练规范	（1）在正确时机系、松止血带，系止血带位置合适（穿刺点上方6～10cm） （2）消毒穿刺部位皮肤，直径≥8cm※ （3）连接留置针，排气后检查输液管路有无气体 （4）嘱患者握拳，绷紧皮肤，针尖斜面朝上，与皮肤成15°～30°角穿刺 （5）见回血后，退出少许针芯，送入软管至血管，按双侧针翼，一次性拔出针芯，“三松” （6）确认输液管是否通畅，调节合适滴速※ （7）无菌透明敷料无张力固定，高举平抬U型固定留置针管路，并在敷料上标明置入日期及操作者姓名							
7. 无菌原则	严格执行无菌操作※							
8. 视需要寻求他人协助	遇到穿刺失败等困难时，能有意识地寻求他人帮助							

续　表

评估项目	评估重点	接近预期标准		达到预期标准		超过预期标准		无法评估
		1	2	3	4	5	6	NA
操作后								
9. 用物处置	（1）安置患者于舒适卧位，放置好呼叫器 （2）依垃圾分类处理使用过的物品							
10. 记录	完成病历相关记录，并签字							
一般性表现								
11. 评判性思维	（1）监测生命体征，观察穿刺点有无异常、有无药液外渗及用药后反应 （2）根据患者情况、药物性质调节滴速							
12. 健康教育	（1）告知患者药物副作用、可能出现的反应及用药后注意事项，出现身体不适或滴速异常等及时告知医护人员 （2）嘱患者输液侧手避免剧烈活动，防止留置针脱出 （3）告知患者静脉留置针日常维护方法							
13. 沟通技巧	说话清楚有条理，不打断对方讲话，仔细倾听对方诉求并作出回应							
14. 人文关怀	注意维护患者隐私，关注患者需求，操作时注意患者感受							
15. 职业防护	执行操作前后洗手，正确佩戴口罩，必要时戴手套，避免针刺伤							
16. 整体表现	正确完成整个操作，展现出良好临床认知、判断能力和技术表现							
总体评价	□达到预期标准（含以上），能够独立完成操作 □少部分需再加强，在指导下能完成操作 □不能够独立完成操作，未达到预期标准，无法通过							

注：※为必要项目，即一定要完成，未完成即为不合格。

评价与建议

表现优秀的项目	建议加强的项目

学习者对此次DOPS评估满意度　（低） 1　2　3　4　5　6　7　8　9　10 （高）
评估者对此次DOPS评估满意度　（低） 1　2　3　4　5　6　7　8　9　10 （高）

评估时间：__________min　　反馈时间：__________min
学习者签名：__________　　评估者签名：__________

十二、外周中心静脉导管（peripherally inserted central venous catheter，PICC）维护技术DOPS评分表

学习者姓名：________　科室：________　工号：________　职级：________
评估者姓名：________　评估者职级：________　考核日期：________
操作难易程度：□简单　□中等　□复杂

评估项目	评估重点	接近预期标准		达到预期标准		超过预期标准		无法评估
		1	2	3	4	5	6	NA
操作前								
1. 明确操作适应证	掌握PICC维护的适应证、目的及解剖知识							
2. 知情同意	告知清醒患者（家属）PICC维护技术的目的及方法，并取得同意							
3. 操作前评估	（1）评估患者病情、年龄、意识状态、合作程度、皮肤情况、导管情况（查对PICC护理记录单） （2）环境安静舒适，光线明亮，适合操作							
4. 操作前准备	（1）正确核对医嘱※ （2）用物：治疗车、治疗盘、PICC换药包、一次性医用PVC手套、无菌手套、无菌透明贴膜、10ml注射器、生理盐水、无菌盘、输液接头、测量尺、垫巾、胶带，检查各物品有效期和包装是否完好 （3）药物准备：正确抽吸10ml生理盐水，双人核对，贴好标签，放入无菌盘内							
操作中								
5. 患者安全	（1）两种以上方式核对患者※ （2）安全防护措施到位							
6. 流程熟练与规范	（1）协助患者带管侧手臂外展，铺垫巾，测量双侧臂围 （2）揭开固定输液接头的胶布，戴一次性医用PVC手套，酒精棉签消毒皮肤，去除全部胶迹 （3）取出生理盐水注射器，安装输液接头，消毒，脉冲式冲洗导管，正压封管 （4）无张力去除贴膜，评估穿刺点有无红肿、渗血、渗液，体外导管长度有无变化，摘一次性医用PVC手套※ （5）打开PICC换药包，打开贴膜放进包内，戴无菌手套，三遍酒精及安尔碘消毒皮肤（消毒直径≥15cm），顺序为顺时针—逆时针—顺时针，充分待干※ （6）无张力贴透明贴膜，高举平台法固定导管※ （7）胶带上标注导管类型、换药时间及操作者姓名，贴于透明敷料边缘 （8）协助患者于舒适卧位，放置好呼叫器							
7. 无菌原则	严格执行无菌操作※							
8. 视需要寻求他人协助	操作过程中遇到困难时，能有意识地寻求他人帮助，协助完成操作							

续　表

评估项目	评估重点	接近预期标准		达到预期标准		超过预期标准		无法评估
		1	2	3	4	5	6	NA
操作后								
9. 用物处置	依垃圾分类原则处理使用过的物品							
10. 记录	记录PICC维护时间、导管外露长度							
一般性表现								
11. 评判性思维	正确辨别PICC异常情况，观察患者局部皮肤组织及血管情况							
12. 健康教育	告知患者PICC重要性，预防脱出，做好置管上肢活动指导							
13. 沟通技巧	说话清楚有条理，不打断对方讲话，仔细倾听对方诉求并作出回应							
14. 人文关怀	注意维护患者隐私；操作时注意患者感受及需求							
15. 职业防护	执行操作前后洗手，戴口罩，避免针刺伤，必要时戴手套							
16. 整体表现	正确完成整个操作，展现出良好临床认知、判断能力和技术表现							
总体评价	□达到预期标准（含以上），能够独立完成操作 □少部分需再加强，在指导下能完成操作 □不能够独立完成操作，未达到预期标准，无法通过							

注：※ 为必要项目，即一定要完成，未完成即为不合格。

评价与建议

表现优秀的项目	建议加强的项目

学习者对此次DOPS评估满意度　（低）1　2　3　4　5　6　7　8　9　10（高）
评估者对此次DOPS评估满意度　（低）1　2　3　4　5　6　7　8　9　10（高）

评估时间：__________min　　反馈时间：__________min
学习者签名：__________　　评估者签名：__________

十三、氧气吸入DOPS评分表

学习者姓名：________　科室：________　工号：________　职级：_______
评估者姓名：________　评估者职级：__________　考核日期：____________
操作难易程度：□简单　□中等　□复杂

评估项目	评估重点	接近预期标准		达到预期标准		超过预期标准		无法评估
		1	2	3	4	5	6	NA
操作前								
1. 明确操作适应证	掌握氧气吸入适应证、目的及呼吸系统生理解剖知识							
2. 知情同意	告知清醒患者（家属）氧气吸入目的及内容；询问有无不适症状，是否需要如厕，必要时协助※							
3. 操作前准备	（1）正确核对医嘱 （2）物品：医嘱执行单（PDA）、治疗车、治疗盘、给氧装置一套（氧气流量表头、湿化瓶），根据医嘱准备吸氧用具（一次性使用鼻氧管、吸氧面罩、文丘里面罩、储氧面罩等）、棉签，检查物品有效期及包装是否完好							
4. 操作前评估	（1）评估患者：病情、年龄、意识、合作程度、鼻腔情况、呼吸频率及节律、缺氧情况※ （2）评估患者体位：协助取舒适安全体位							
操作中								
5. 患者安全	核对患者；意识障碍或病情危重患者，应加强巡视							
6. 流程熟练与规范	（1）清洁鼻腔 （2）正确安装氧气表头及湿化瓶；连接吸氧装置，打开氧气开关、调节氧流量，以手臂内侧测试氧气管路通畅※ （3）予患者正确佩戴吸氧用具，并妥善固定※							
7. 无菌原则	操作全程执行无菌技术							
8. 视需要寻求他人协助	操作过程中遇到困难时，能有意识地寻求他人帮助，协助完成操作							

续　表

评估项目	评估重点	接近预期标准		达到预期标准		超过预期标准		无法评估
		1	2	3	4	5	6	NA
操作后								
9．用物处置	（1）协助患者于舒适卧位，放置好呼叫器 （2）依垃圾分类处理使用过的物品							
10．记录	记录用氧开始时间、氧流量、吸氧方式※							
一般性表现								
11．评判性思维	能正确观察患者缺氧改善情况（如面色、唇色、呼吸等）；缺氧症状改善后，能遵医嘱及时调节氧流量							
12．健康教育	告之患者氧气管不能受压、打折，氧气流量不能随意自行调节；出现身体不适或吸入氧气异常等及时告知医护人员							
13．沟通技巧	说话清楚有条理，不打断对方讲话，仔细倾听对方诉求并作出回应							
14．人文关怀	注意维护患者隐私；操作时注意患者感受							
15．职业防护	执行操作前后洗手							
16．整体表现	正确完成整个操作，展现出良好临床认知、判断能力和技术表现							
总体评价	□达到预期标准（含以上），能够独立完成操作 □少部分需再加强，在指导下能完成操作 □不能够独立完成操作，未达到预期标准，无法通过							

注：※为必要项目，即一定要完成，未完成即为不合格。

评价与建议

表现优秀的项目	建议加强的项目

学习者对此次DOPS评估满意度　（低）　1　2　3　4　5　6　7　8　9　10　（高）
评估者对此次DOPS评估满意度　（低）　1　2　3　4　5　6　7　8　9　10　（高）

评估时间：__________min　　反馈时间：__________min
学习者签名：__________　　评估者签名：__________

十四、雾化吸入DOPS评分表

学习者姓名：＿＿＿＿＿　科室：＿＿＿＿＿　工号：＿＿＿＿＿　职级：＿＿＿＿
评估者姓名：＿＿＿＿＿　评估者职级：＿＿＿＿＿　考核日期：＿＿＿＿＿＿
操作难易程度：□简单　□中等　□复杂

评估项目	评估重点	接近预期标准		达到预期标准		超过预期标准		无法评估
		1	2	3	4	5	6	NA
操作前								
1. 明确操作适应证	掌握雾化吸入的适应证、目的及呼吸系统生理解剖知识							
2. 知情同意	告知清醒患者（家属）雾化吸入目的及内容，询问是否需要如厕，取得知情同意							
3. 操作前准备	（1）正确核对医嘱 （2）用物：医嘱执行单（PDA）、治疗车、治疗巾、药液、简易喷雾器（面罩或口嘴）、氧气表头、湿化瓶（勿盛水） （3）药物准备：准确抽吸药液，将抽好药液的注射器贴好标签，放入无菌盘内※							
4. 操作前评估	评估患者病情、意识状态、合作程度、呼吸道是否通畅，痰液黏稠度等							
操作中								
5. 患者安全	（1）两种以上方式核对患者 （2）操作中执行三查八对制度							
6. 流程熟练与规范	（1）协助患者取安全舒适卧位，下颌垫治疗巾垫 （2）正确安装氧气表头及湿化瓶，连接简易喷雾器※ （3）将药液注入简易喷雾器，调节氧流量，为6～8L/min※ （4）根据患者病情，雾化吸入后为其拍背，并指导进行有效咳嗽、咳痰 （5）治疗完毕，取下简易喷雾器，关闭氧气，卸下氧气表头，将清洁简易喷雾器并干燥存放							
7. 无菌原则	严格执行无菌操作							
8. 视需要寻求他人协助	雾化过程中，如患者感到恶心、呕吐等不适，能有意识地寻求他人帮助							

续　表

评估项目	评估重点	接近预期标准		达到预期标准		超过预期标准		无法评估
		1	2	3	4	5	6	NA
操作后								
9．用物处置	（1）擦干患者面部，协助漱口，取舒适卧位，放置好呼叫器 （2）依垃圾分类处理使用过的物品							
10．记录	记录雾化开始和结束时间、患者反应及效果等							
一般性表现								
11．评判性思维	正确使用供氧装置；监测患者肺部呼吸音、血氧饱和度等，观察患者痰液排出情况；协助排痰							
12．健康教育	（1）指导患者雾化期间深长吸气，屏气1～2秒，再轻松呼出，重复此步骤，直至药液吸完为止※ （2）指导患者雾化吸入后正确咳嗽、排痰※ （3）指导患者（家属）有关预防呼吸道疾病发生的相关知识							
13．沟通技巧	说话清楚有条理，不打断对方讲话，仔细倾听对方诉求并作出回应							
14．人文关怀	注意维护患者隐私；操作时注意患者感受							
15．职业防护	执行操作前后洗手							
16．整体表现	正确完成整个操作，展现出良好临床认知、判断能力和技术表现							
总体评价	□达到预期标准（含以上），能够独立完成操作 □少部分需再加强，在指导下能完成操作 □不能够独立完成操作，未达到预期标准，无法通过							

注：※为必要项目，即一定要完成，未完成即为不合格。

评价与建议

表现优秀的项目	建议加强的项目

学习者对此次DOPS评估满意度　（低）　1　2　3　4　5　6　7　8　9　10　（高）
评估者对此次DOPS评估满意度　（低）　1　2　3　4　5　6　7　8　9　10　（高）

评估时间：__________min　　　反馈时间：__________min
学习者签名：__________　　　评估者签名：__________

十五、静脉采血技术DOPS评分表

学习者姓名：________ 科室：________ 工号：________ 职级：________

评估者姓名：________ 评估者职级：________ 考核日期：________

操作难易程度：□ 简单　□ 中等　□ 复杂

评估项目	评估重点	接近预期标准		达到预期标准		超过预期标准		无法评估
		1	2	3	4	5	6	NA
操作前								
1. 明确操作适应证	掌握静脉采血适应证、目的及外周血管解剖知识							
2. 知情同意	告知清醒患者（家属）静脉采血目的及内容取得知情同意※							
3. 操作前准备	（1）正确核对医嘱、采血条形码、采血管※ （2）用物：医嘱执行单（PDA）、采血管、采血针、止血带、皮肤消毒剂、棉签、试管架、垫巾，检查物品有效期及包装是否完好 （3）将采血条形码正确粘贴至采血管上※ （4）环境安静舒适，光线明亮，适合操作 （5）帮助患者坐位或卧位，暴露采血部位							
4. 操作前评估	选择合适穿刺部位：选择粗、直、血流丰富的血管，避开关节及静脉瓣、皮损、炎症、结痂、瘢痕处，避开禁忌部位（如乳腺癌根治术后同侧上肢，静脉造瘘侧手臂）							
操作中								
5. 患者安全	（1）两种以上方式核对患者 （2）安全防护措施到位							
6. 流程熟练与规范	（1）止血带系在采血部位上方5.0～7.5cm处※ （2）正确消毒穿刺点皮肤，直径至少5cm※ （3）针尖斜面向上，与皮肤成15°～30°角刺入 （4）按照正确顺序采集血液标本※ （5）松止血带，拔出针头，以干棉签按压穿刺点※							
7. 无菌原则	严格执行无菌技术※							
8. 视需要寻求他人协助	如找不到血管或穿刺失败等时，能有意识地寻求高年资护士帮助							

续 表

评估项目	评估重点	接近预期标准		达到预期标准		超过预期标准		无法评估
		1	2	3	4	5	6	NA
操作后								
9. 用物处置	（1）采血后及时送检 （2）含抗凝剂的试管需按要求混匀							
10. 记录	记录采血时间，并签字							
一般性表现								
11. 评判性思维	观察采血部位皮肤是否有红、肿、渗血、淤血、皮下血肿等；监测患者反应（是否有晕血等）							
12. 健康教育	告之患者抽血后需棉签按压，穿刺后1小时内尽量避免穿刺侧手提重物、剧烈活动							
13. 沟通技巧	说话清楚有条理，不打断对方讲话，仔细倾听对方诉求并作出回应							
14. 人文关怀	注意维护患者隐私；操作时注意患者感受							
15. 职业防护	执行操作前后洗手，必要时戴手套							
16. 整体表现	正确完成整个操作，展现出良好临床认知、判断能力和技术表现							
总体评价	□达到预期标准（含以上），能够独立完成操作 □少部分需再加强，在指导下能完成操作 □不能够独立完成操作，未达到预期标准，无法通过							

注：※为必要项目，即一定要完成，未完成即为不合格。

评价与建议

表现优秀的项目	建议加强的项目

学习者对此次DOPS评估满意度 （低） 1 2 3 4 5 6 7 8 9 10 （高）
评估者对此次DOPS评估满意度 （低） 1 2 3 4 5 6 7 8 9 10 （高）

评估时间：__________min　　　反馈时间：__________min
学习者签名：__________　　　评估者签名：__________

十六、动脉采血技术DOPS评分表

学习者姓名：________ 科室：________ 工号：________ 职级：________

评估者姓名：________ 评估者职级：________ 考核日期：________

操作难易程度： □简单 □中等 □复杂

评估项目	评估重点	接近预期标准		达到预期标准		超过预期标准		无法评估
		1	2	3	4	5	6	NA
操作前								
1. 明确操作适应证	掌握动脉采血的适应证、目的及采血部位解剖知识							
2. 知情同意	告知清醒患者（家属）动脉采血的目的及方法，并取得同意							
3. 操作前评估	（1）评估患者病情、年龄、意识状态、合作程度、穿刺部位皮肤、血管情况；吸氧或机械通气患者评估氧流量或氧浓度 （2）环境安静舒适，光线明亮，适合操作							
4. 操作前准备	（1）正确核对医嘱※ （2）用物：医嘱执行单（PDA）、治疗车、治疗盘、一次性动脉采血针、垫巾，清洁手套，检查物品有效期及包装是否完好 （3）将采血条形码正确粘贴至采血针上※							
操作中								
5. 患者安全	（1）两种以上方式核对患者※ （2）安全防护措施到位							
6. 流程熟练与规范	（1）根据病情选择合适体位，暴露穿刺部位 （2）戴清洁手套，以动脉搏动最强处为中心消毒2遍（直径＞5cm），待干 （3）消毒示指及中指，以两指固定动脉，选择合适角度（桡动脉30°～45°，股动脉90°，足背动脉15°）穿刺，采集足够的血量※ （4）拔出针头，以干棉签用力按压穿刺点 （5）如有气泡，将其缓慢排出，立即封闭动脉采血器，隔绝空气，并使血液与动脉采血器内的抗凝剂充分混匀※							
7. 无菌原则	严格执行无菌操作※							
8. 视需要寻求他人协助	如找不到血管或穿刺失败时，能有意识地寻求他人帮助							

续 表

评估项目	评估重点	接近预期标准		达到预期标准		超过预期标准		无法评估
		1	2	3	4	5	6	NA
操作后								
9. 用物处置	（1）采集血标本后立即送检 （2）无法在采血后30分钟内完成检测，应在0～4℃低温保存血标本							
10. 记录	记录采集时间及动脉血气分析结果							
一般性表现								
11. 评判性思维	观察采血部位皮肤是否有红、肿、渗血、淤血、皮下血肿等；及时发现患者异常反应							
12. 健康教育	告知患者采血后正确按压3～5分钟，穿刺后1小时内避免剧烈活动							
13. 沟通技巧	说话清楚有条理，不打断对方讲话，仔细倾听对方诉求并作出回应							
14. 人文关怀	注意维护患者隐私；操作时注意患者感受及需求							
15. 职业防护	执行操作前后洗手，戴口罩，避免针刺伤，必要时戴手套							
16. 整体表现	正确完成整个操作，展现出良好临床认知、判断能力和技术表现							
总体评价	□达到预期标准（含以上），能够独立完成操作 □少部分需再加强，在指导下能完成操作 □不能够独立完成操作，未达到预期标准，无法通过							

注：※ 为必要项目，即一定要完成，未完成即为不合格。

评价与建议

表现优秀的项目	建议加强的项目

学习者对此次DOPS评估满意度　（低） 1　2　3　4　5　6　7　8　9　10 （高）

评估者对此次DOPS评估满意度　（低） 1　2　3　4　5　6　7　8　9　10 （高）

评估时间：__________min　　　　反馈时间：__________min

学习者签名：__________　　　　评估者签名：__________

十七、物理降温法（冰袋）DOPS评分表

学习者姓名：＿＿＿＿＿　科室：＿＿＿＿＿　工号：＿＿＿＿＿　职级：＿＿＿＿
评估者姓名：＿＿＿＿＿　评估者职级：＿＿＿＿＿　考核日期：＿＿＿＿＿＿
操作难易程度：□简单　□中等　□复杂

评估项目	评估重点	接近预期标准		达到预期标准		超过预期标准		无法评估
		1	2	3	4	5	6	NA
操作前								
1. 明确操作适应证	掌握冰袋物理降温的适应证、禁用部位							
2. 知情同意	告知清醒患者（家属）使用冰袋必要性，并取得知情同意							
3. 操作前评估	（1）正确核对医嘱 （2）用物：冰袋（或化学制冷袋）、布套、医嘱执行单（PDA）、毛巾							
4. 操作前准备	（1）评估患者病情、年龄、意识状态、合作程度、生命体征、用冷局部皮肤情况（颜色、完整性）※ （2）评估病室温度							
操作中								
5. 患者安全	（1）两种以上方式核对患者※ （2）局部皮肤无冻伤※							
6. 流程熟练与规范	（1）将冰袋置于布袋内 （2）检查冰袋有无漏水；检查化学制冷袋有无破损、漏液现象 （3）置冰袋于身体重要部位：前额、头顶、颈部、腋下、腹股沟等※ （4）使用30分钟后复测患者体温，测体温避开使用冰袋位置※							
7. 无菌原则	不涉及							
8. 视需要寻求他人协助	操作过程中遇到困难时，能有意识地寻求他人帮助，协助完成操作							

续 表

评估项目	评估重点	接近预期标准		达到预期标准		超过预期标准		无法评估
		1	2	3	4	5	6	NA
操作后								
9. 用物处置	清洗并消毒布袋，冰袋置于冰箱冷冻室							
10. 记录	记录物理降温时间及复测体温数值							
一般性表现								
11. 评判性思维	每10分钟观察用冷部位皮肤有无苍白、青紫，注意患者有无发冷、疼痛、麻木等反应，避开耳郭、阴囊、腹部、心前区等部位※							
12. 健康教育	告知患者使用冰袋不良反应							
13. 沟通技巧	说话清楚有条理，不打断对方讲话，仔细倾听对方诉求并作出回应							
14. 人文关怀	注意维护患者隐私；操作时注意患者感受及需求							
15. 职业防护	执行操作前后洗手，必要时戴手套							
16. 整体表现	冰袋放置部位正确，未发生冻伤等不良反应							
总体评价	□达到预期标准（含以上），能够独立完成操作 □少部分需再加强，在指导下能完成操作 □不能够独立完成操作，未达到预期标准，无法通过							

注：※ 为必要项目，即一定要完成，未完成即为不合格。

评价与建议

表现优秀的项目	建议加强的项目

学习者对此次DOPS评估满意度 （低） 1 2 3 4 5 6 7 8 9 10 （高）
评估者对此次DOPS评估满意度 （低） 1 2 3 4 5 6 7 8 9 10 （高）

评估时间：__________min　　反馈时间：__________min
学习者签名：__________　　评估者签名：__________

十八、温水擦浴DOPS评分表

学习者姓名：________ 科室：________ 工号：________ 职级：________
评估者姓名：________ 评估者职级：________ 考核日期：________
操作难易程度：□简单　□中等　□复杂

评估项目	评估重点	接近预期标准		达到预期标准		超过预期标准		无法评估
		1	2	3	4	5	6	NA
操作前								
1. 明确操作适应证	掌握温水擦浴的适应证							
2. 知情同意	告知清醒患者（家属）进行温水擦浴的目的，并取得知情同意							
3. 操作前准备	（1）评估患者年龄、意识状态、合作程度、生命体征、皮肤情况（颜色、完整性）※ （2）评估病室温度							
4. 操作前评估	（1）正确核对医嘱 （2）物品准备：水盆（内盛32～34℃温水），小毛巾、毛巾垫，热水袋（水温60～70℃），干净衣服							
操作中								
5. 患者安全	安全防护措施到位※							
6. 流程熟练与规范	（1）核对患者信息及医嘱 （2）关闭门窗，注意遮挡※ （3）热水袋置于患者足底 （4）协助患者褪去衣物，毛巾垫于患者身下 （5）浸湿毛巾拧至半干，呈手套式缠在手上 （6）以离心方向进行擦浴，边擦边按摩※ 颈－肩－手臂外侧－手背 侧胸－腋窝－手臂内侧－手心 腹股沟－下肢－足 （7）协助更换衣服，撤去毛巾垫 （8）30分钟后复测体温※							
7. 无菌原则	不涉及							
8. 视需要寻求他人协助	操作过程中遇到困难时，能有意识地寻求他人帮助，协助完成操作							

续 表

评估项目	评估重点	接近预期标准		达到预期标准		超过预期标准		无法评估
		1	2	3	4	5	6	NA
操作后								
9. 用物处置	衣物、毛巾清洗消毒							
10. 记录	记录物理降温时间及复测体温数值							
一般性表现								
11. 评判性思维	观察患者反应，若出现寒战、面色苍白应立即停止，并呼叫医生※							
12. 健康教育	告知患者或家属温水擦浴注意事项							
13. 沟通技巧	说话清楚有条理，不打断对方讲话，仔细倾听对方诉求并作出回应							
14. 人文关怀	注意维护患者隐私；操作时注意患者感受及需求							
15. 职业防护	执行操作前后洗手，必要时戴手套							
16. 整体表现	温水擦浴过程熟练，患者无不适							
总体评价	□达到预期标准（含以上），能够独立完成操作 □少部分需再加强，在指导下能完成操作 □不能够独立完成操作，未达到预期标准，无法通过							

注：※ 为必要项目，即一定要完成，未完成即为不合格。

评价与建议

表现优秀的项目	建议加强的项目

学习者对此次DOPS评估满意度 （低） 1 2 3 4 5 6 7 8 9 10 （高）

评估者对此次DOPS评估满意度 （低） 1 2 3 4 5 6 7 8 9 10 （高）

评估时间：__________min 反馈时间：__________min

学习者签名：__________ 评估者签名：__________

第二节　常用专科护理操作

一、快速血糖监测DOPS评分表

学习者姓名：________ 科室：________ 工号：________ 职级：________
评估者姓名：________ 评估者职级：________ 考核日期：________
操作难易程度：☐简单　☐中等　☐复杂

评估项目	评估重点	接近预期标准		达到预期标准		超过预期标准		无法评估
		1	2	3	4	5	6	NA
操作前								
1. 明确操作适应证	掌握快速血糖监测适应证、目的							
2. 知情同意	告知清醒患者（家属）血糖监测的目的，并取得同意							
3. 操作前准备	（1）正确核对医嘱※ （2）用物：医嘱执行单（PDA）、治疗车、治疗盘、棉签、75%酒精、血糖仪、试纸、采血针 （3）检查血糖仪的性能，核对试纸型号、试纸及采血针效期							
4. 操作前评估	进餐时间、合作程度、既往血糖、饮食情况、患者指尖皮肤情况							
操作中								
5. 患者安全	执行三查八对制度※							
6. 流程熟练与规范	（1）选择采血部位（避免反复穿刺同一部位） （2）使用酒精棉签消毒手指皮肤2次，待干 （3）正确安装试纸 （4）采血前用正确的方法使采血部位血液充足；避免挤压采血部位※ （5）采血针正确采血，试纸测试区血样充足；无菌棉签按压穿刺部位 （6）正确读取血糖数值并告知患者※							
7. 无菌原则	严格执行无菌操作，避免手指触碰已消毒好的皮肤※							
8. 视需要寻求他人协助	如手指不出血或血糖仪不能显示数值时，能有意识地寻求他人帮助							

续　表

评估项目	评估重点	接近预期标准		达到预期标准		超过预期标准		无法评估
		1	2	3	4	5	6	NA
操作后								
9. 用物处置	依垃圾分类处理使用过的物品							
10. 记录	记录测血糖时间、血糖值及患者反应※							
一般性表现								
11. 评判性思维	密切观察患者变化，及时识别低血糖及高血糖症状							
12. 健康教育	向患者讲解血糖监测正常范围、控制血糖注意事项及降糖药物的相关指导							
13. 沟通技巧	说话清楚有条理，不打断对方讲话，仔细倾听对方诉求并作出回应							
14. 人文关怀	为减轻疼痛，应选择手指指腹两侧部位采血，操作时注意患者感受							
15. 职业防护	执行操作前后洗手；必要时戴手套							
16. 整体表现	正确完成整个操作，展现出良好临床认知、判断能力和技术表现							
总体评价	□达到预期标准（含以上），能够独立完成操作 □少部分需再加强，在指导下能完成操作 □不能够独立完成操作，未达到预期标准，无法通过							

注：※ 为必要项目，即一定要完成，未完成即为不合格。

评价与建议

表现优秀的项目	建议加强的项目

学习者对此次DOPS评估满意度　（低）　1　2　3　4　5　6　7　8　9　10　（高）
评估者对此次DOPS评估满意度　（低）　1　2　3　4　5　6　7　8　9　10　（高）

评估时间：__________min　　反馈时间：__________min
学习者签名：__________　　评估者签名：__________

二、血氧饱和度监测DOPS评分表

学习者姓名：________ 科室：________ 工号：________ 职级：________
评估者姓名：________ 评估者职级：________ 考核日期：________
操作难易程度： □简单 □中等 □复杂

评估项目	评估重点	接近预期标准		达到预期标准		超过预期标准		无法评估
		1	2	3	4	5	6	NA
操作前								
1. 明确操作适应证	掌握血氧饱和度监测适应证、目的							
2. 知情同意	说明血氧饱和度监测的目的方法并取得患者知情同意							
3. 操作前准备	（1）正确核对医嘱※ （2）物品用物：医嘱执行单（PDA）、治疗车、指氧监测仪、清洁纱布及生理盐水（必要时） （3）检查指氧监测仪的性能，处于完好备用状态※							
4. 操作前评估	患者神志意识状态、是否有胸闷憋气、手指末梢循环情况、局部皮肤及指甲情况							
操作中								
5. 患者安全	两种以上方式核对患者							
6. 流程熟练与规范	（1）选择测量部位：避开涂抹深色指甲油的手指指端，选择末梢循环好的指端※ （2）必要时清洁手指或足趾皮肤及指甲 （3）正确安放指氧套※ （4）正确读取数值并告知患者※							
7. 无菌原则	不涉及							
8. 视需要寻求他人协助	指氧监测仪不显示数值或数值异常，能有意识地寻求他人帮助							

续　表

评估项目	评估重点	接近预期标准		达到预期标准		超过预期标准		无法评估
		1	2	3	4	5	6	NA
操作后								
9. 用物处置	（1）协助患者于舒适卧位，放置好呼叫器 （2）依垃圾分类处理使用过的物品							
10. 记录	记录监测时间、血氧饱和度数值及患者主诉※							
一般性表现								
11. 评判性思维	密切观察患者变化，及时识别急性缺氧的症状；识别监护仪器常见故障							
12. 健康教育	向患者讲解监测血氧饱和度的注意事项							
13. 沟通技巧	说话清楚有条理，不打断对方讲话，仔细倾听对方诉求并作出回应							
14. 人文关怀	注意维护患者隐私；操作时注意患者感受							
15. 职业防护	执行操作前后洗手，戴口罩							
16. 整体表现	正确完成整个操作，展现出良好临床认知、判断能力和技术表现							
总体评价	□达到预期标准（含以上），能够独立完成操作 □少部分需再加强，在指导下能完成操作 □不能够独立完成操作，未达到预期标准，无法通过							

注：※ 为必要项目，即一定要完成，未完成即为不合格。

评价与建议

表现优秀的项目	建议加强的项目

学习者对此次DOPS评估满意度　（低）　1　2　3　4　5　6　7　8　9　10　（高）
评估者对此次DOPS评估满意度　（低）　1　2　3　4　5　6　7　8　9　10　（高）

评估时间：__________min　　反馈时间：__________min
学习者签名：__________　　评估者签名：__________

三、经口/鼻吸痰DOPS评分表

学习者姓名：________　科室：________　工号：________　职级：________

评估者姓名：________　评估者职级：________　考核日期：________

操作难易程度：□简单　□中等　□复杂

评估项目	评估重点	接近预期标准		达到预期标准		超过预期标准		无法评估
		1	2	3	4	5	6	NA
操作前								
1. 明确操作适应证	掌握经口鼻吸痰的适应证、目的							
2. 知情同意	告知清醒患者（家属）吸痰的目的及方法，并取得知情同意※							
3. 操作前准备	（1）正确核对医嘱※ （2）用物：医嘱执行单（PDA）、治疗车、负压表头、痰液引流系统（一次性吸引管两根、一次性痰液引流袋一个、引流瓶及底座）、一次性吸痰管、口咽通气道、生理盐水，不能张口患者备开口器；操作前检查物品及药品有效期							
4. 操作前评估	评估患者生命体征、神志状态及合作程度、倾听患者主诉、评估有无痰鸣音，是否需要吸痰；评估鼻腔和口腔黏膜情况							
操作中								
5. 患者安全	（1）两种以上方式核对患者※ （2）安全防护措施到位※							
6. 流程熟练与规范	（1）正确安装负压表头及痰液引流系统※ （2）调节负压至−150～−80mmHg（−20～−11kPa），检查负压是否正常※ （3）吸痰前提高吸氧流量1～2分钟 （4）无菌操作打开吸痰管并连接负压 （5）暂闭负压，将吸痰管经鼻腔插入，经口腔吸痰需使用口咽通气道 （6）打开负压，旋转上提吸痰管，吸痰时间＜15秒※ （7）吸痰过程中密切观察患者生命体征变化及是否存在缺氧表现，出现心律失常或严重低氧时停止吸痰※ （8）吸痰完毕时，待氧饱和度回升至98%以上再将吸氧流量调回原值；吸痰管插入生理盐水中冲洗管路；脱下手套包裹吸痰管再丢弃；关闭负压，根据需要保留或撤除负压表头及引流系统							
7. 无菌原则	严格执行无菌操作※							
8. 视需要寻求他人协助	吸痰过程中，如患者痰液黏稠不易吸出、出现心律失常、严重低氧，能有意识地寻求他人帮助							

续　表

评估项目	评估重点	接近预期标准		达到预期标准		超过预期标准		无法评估
		1	2	3	4	5	6	NA
操作后								
9. 用物处置	（1）擦干患者面部，协助取舒适卧位，放置好呼叫器 （2）依垃圾分类处理使用过的物品							
10. 记录	记录患者痰液性状、颜色、量及患者主诉							
一般性表现								
11. 评判性思维	正确使用负压装置；吸痰过程监测患者生命体征、血氧饱和度等，观察患者痰液情况							
12. 健康教育	（1）告知患者吸痰可能会造成黏膜损伤，会有咽部不适※ （2）指导患者练习有效咳嗽※							
13. 沟通技巧	说话清楚有条理，不打断对方讲话，仔细倾听对方诉求并作出回应							
14. 人文关怀	注意维护患者隐私；操作时注意患者感受；吸痰操作轻柔，不粗暴							
15. 职业防护	执行操作前后洗手，戴手套，戴口罩							
16. 整体表现	正确完成整个操作，展现出良好临床认知、判断能力和技术表现							
总体评价	□达到预期标准（含以上），能够独立完成操作 □少部分需再加强，在指导下能完成操作 □不能够独立完成操作，未达到预期标准，无法通过							

注：※为必要项目，即一定要完成，未完成即为不合格。

评价与建议

表现优秀的项目	建议加强的项目

学习者对此次DOPS评估满意度　（低）　1　2　3　4　5　6　7　8　9　10　（高）
评估者对此次DOPS评估满意度　（低）　1　2　3　4　5　6　7　8　9　10　（高）

评估时间：__________min　　反馈时间：__________min
学习者签名：__________　　评估者签名：__________

四、心电监护技术DOPS评分表

学习者姓名：________ 科室：________ 工号：________ 职级：________

评估者姓名：________ 评估者职级：________ 考核日期：________

操作难易程度： □简单 □中等 □复杂

评估项目	评估重点	接近预期标准		达到预期标准		超过预期标准		无法评估
		1	2	3	4	5	6	NA
操作前								
1. 明确操作适应证	掌握心电监护技术的适应证、使用方法及目的							
2. 知情同意	告知清醒患者（家属）心电监护技术的目的及方法，并取得知情同意							
3. 操作前评估	（1）评估患者病情、年龄、意识状态、合作程度、皮肤情况、过敏史、手指皮肤及指甲、末梢循环情况以及吸氧情况 （2）环境安静舒适，光线明亮，适合操作							
4. 操作前准备	（1）正确核对医嘱※ （2）用物：治疗车、心电监护仪、一次性电极片，检查监护仪性能、各物品有效期和包装是否完好							
操作中								
5. 患者安全	（1）两种以上方式核对患者※ （2）安全防护措施到位							
6. 流程熟练与规范	（1）协助患者取仰卧位 （2）连接电源，打开心电监护仪，正确调整导联、振幅、测量频率、报警界限及音量 （3）合理暴露患者胸部，清洁皮肤，待干；将电极片与电极导线相连，正确粘贴于患者胸部※ （4）捆绑血压袖带，位置正确，松紧适宜※ （5）正确安放血氧饱和度传感器※							
7. 无菌原则	不涉及							
8. 视需要寻求他人协助	操作过程中遇到困难时，监护仪数据不显示，能有意识地寻求他人帮助							

续　表

评估项目	评估重点	接近预期标准		达到预期标准		超过预期标准		无法评估
		1	2	3	4	5	6	NA
操作后								
9. 用物处置	依垃圾分类原则处理使用过的物品							
10. 记录	记录心电监护时间及患者生命体征							
一般性表现								
11. 评判性思维	正确辨别心电图波形，及时处理干扰因素，及时发现异常情况；长期监护时，观察患者粘贴电极片处及手指处皮肤							
12. 健康教育	告知患者心电监护的注意事项，减少干扰，避免电极片脱落，若有异常及时告知护理人员							
13. 沟通技巧	说话清楚有条理，不打断对方讲话，仔细倾听对方诉求并作出回应							
14. 人文关怀	注意维护患者隐私；操作时注意患者感受及需求							
15. 职业防护	执行操作前后洗手							
16. 整体表现	正确完成整个操作，展现出良好临床认知、判断能力和技术表现							
总体评价	□达到预期标准（含以上），能够独立完成操作 □少部分需再加强，在指导下能完成操作 □不能够独立完成操作，未达到预期标准，无法通过							

注：※为必要项目，即一定要完成，未完成即为不合格。

评价与建议

表现优秀的项目	建议加强的项目

学习者对此次DOPS评估满意度　（低） 1　2　3　4　5　6　7　8　9　10　（高）
评估者对此次DOPS评估满意度　（低） 1　2　3　4　5　6　7　8　9　10　（高）

评估时间：__________min　　　反馈时间：__________min
学习者签名：__________　　　评估者签名：__________

五、伤口换药DOPS评分表

学习者姓名：________ 科室：________ 工号：________ 职级：________
评估者姓名：________ 评估者职级：________ 考核日期：________
操作难易程度：□简单　　□中等　　□复杂

评估项目	评估重点	接近预期标准		达到预期标准		超过预期标准		无法评估
		1	2	3	4	5	6	NA
操作前								
1. 明确操作适应证	掌握伤口换药适应证、目的							
2. 知情同意	告知清醒患者（家属）伤口换药的目的、过程和配合方法，取得清醒患者（家属）同意与配合							
3. 操作前准备	（1）正确核对医嘱※ （2）用物：医嘱执行单（PDA）、治疗车、治疗盘、无菌换药包、生理盐水、消毒剂、无菌敷料、医用手套、垫巾、胶布、伤口测量尺							
4. 操作前评估	（1）环境安静舒适，光线明亮，适合操作 （2）评估病情、合作程度、有无影响伤口愈合的全身因素，如营养不良、血液循环障碍等 （3）评估伤口位置、致伤原因、伤口敷料等※							
操作中								
5. 患者安全	（1）两种以上方式核对患者※ （2）安全防护措施到位							
6. 操作的熟练规范	（1）协助患者舒适体位，暴露伤口，垫巾 （2）准备换药盘，将生理盐水、消毒剂分别倒于两个无菌弯盘内，浸湿纱球※ （3）揭除伤口敷料（如粘连，可先用盐水浸湿） （4）观察伤口气味、渗液、有无潜行、窦道等，周围皮肤有无浸渍、颜色异常等，测量伤口 （5）清洁伤口及周围皮肤 1）清洁伤口：生理盐水纱球由伤口中间向外擦拭，范围包括伤口及周围5cm皮肤 2）感染伤口：浸有消毒剂的纱球从伤口外向中间环形擦拭，再用生理盐水纱球清洁 （6）如有坏死组织，先清除坏死组织，再由外向内清洁伤口 （7）根据伤口位置、大小、渗液量，选择适合的无菌敷料，覆盖伤口，妥善固定							
7. 无菌原则	严格执行无菌操作							
8. 视需要寻求他人协助	操作过程中遇到困难时，能有意识地寻求他人帮助，协助完成操作							

续　表

评估项目	评估重点	接近预期标准		达到预期标准		超过预期标准		无法评估
		1	2	3	4	5	6	NA
操作后								
9．用物处置	（1）安置患者于舒适卧位，放置好呼叫器 （2）依垃圾分类处理使用过的物品							
10．记录	记录伤口的大小、深度、渗液及周围皮肤情况							
一般性表现								
11．评判性思维	分析患者有无影响伤口愈合的全身及局部因素、根据伤口愈合情况，选择适合的敷料，制定伤口换药的计划							
12．健康教育	（1）告知患者伤口换药的目的，讲解影响伤口愈合因素，如高血糖、吸烟、饮酒等 （2）嘱咐患者出现伤口异常情况，如疼痛加剧、渗液增多、大量渗血等情况，及时就诊 （3）告知患者日常护理方法，洗澡时注意保护伤口敷料，如出现敷料浸湿等情况，及时就诊换药							
13．沟通技巧	说话清楚有条理，面带微笑，不打断对方讲话，使用患者理解的语言回应							
14．人文关怀	注意维护患者隐私，关注患者需求，操作时注意患者感受，评估换药时疼痛							
15．职业防护	（1）执行操作前后洗手 （2）正确佩戴口罩，手套							
16．整体表现	正确完成整个操作，展现出良好临床认知、判断能力和技术表现							
总体评价	□达到预期标准（含以上），能够独立完成操作 □少部分需再加强，在指导下能完成操作 □不能够独立完成操作，未达到预期标准，无法通过							

注：※ 为必要项目，即一定要完成，未完成即为不合格。

评价与建议

表现优秀的项目	建议加强的项目

学习者对此次DOPS评估满意度　（低）　1　2　3　4　5　6　7　8　9　10　（高）

评估者对此次DOPS评估满意度　（低）　1　2　3　4　5　6　7　8　9　10　（高）

评估时间：__________min　　反馈时间：__________min

学习者签名：__________　　评估者签名：__________

六、更换造口袋操作DOPS评分表

学习者姓名：________ 科室：________ 工号：________ 职级：________
评估者姓名：________ 评估者职级：__________ 考核日期：____________
操作难易程度：☐ 简单　　☐ 中等　　☐ 复杂

评估项目	评估重点	接近预期标准		达到预期标准		超过预期标准		无法评估
		1	2	3	4	5	6	NA
操作前								
1. 明确操作适应证	掌握肠造口护理适应证、目的及肠造口解剖知识							
2. 知情同意	告知清醒患者（家属）更换造口袋的目的及内容；询问有无不适症状，是否需要如厕，必要时协助※							
3. 操作前准备	（1）正确核对医嘱 （2）用物：医嘱执行单（PDA）、治疗车、检查手套、治疗盘、造口量度卡尺、剪刀、造口袋及底盘、造口护理用品（按需，如造口粉、防漏膏等）、医用纱布、盛有温水的小碗、垫巾，检查物品是否完好							
4. 操作前评估	（1）评估患者：病情，年龄，意识状态，合作程度，造口类型、位置及大小，使用造口袋的类型，造口周围皮肤状况，造口内容物的颜色、性状及气味※ （2）协助患者取舒适体位，充分暴露造口部位							
操作中								
5. 患者安全	（1）两种以上方式核对患者 （2）安全防护措施到位							
6. 流程熟练与规范	（1）患者造口侧身下垫巾 （2）戴手套、由上至下揭除造口底盘，观察底盘浸渍变白情况，同时询问有无不适 （3）湿纱布环状、由外向内，轻柔清洁造口及周围皮肤，蘸干※ （4）观察造口及周围皮肤，包括造口部位、类型、颜色、形状等，观察造口周围皮肤是否正常，观察有无并发症※，根据情况按需选择造口护理用品（如造口粉、防漏膏等） （5）测量造口大小，根据测量结果裁剪造口底盘，用手指将底盘边缘捋平※ （6）由下而上粘贴造口底盘，轻压底盘，保证粘贴效果，夹闭造口袋下方开口※							
7. 无菌原则	不涉及							
8. 视需要寻求他人协助	如遇到造口皮肤红肿糜烂等困难时，能有意识地寻求他人帮助							

续 表

评估项目	评估重点	接近预期标准		达到预期标准		超过预期标准		无法评估
		1	2	3	4	5	6	NA
操作后								
9. 用物处置	（1）协助患者取舒适卧位，放置好呼叫器 （2）依垃圾分类处理使用过的物品							
10. 记录	记录造口大小、形状、是否存在并发症及处理方法※							
一般性表现								
11. 评判性思维	能正确评估患者造口及周围皮肤的情况；能识别常见的造口相关并发症；能正确选择并应用造口袋及造口护理用品							
12. 健康教育	告之患者造口袋更换的适宜频率；造口袋排空或清洁的方法及频率；预防造口并发症的居家护理要点							
13. 沟通技巧	说话清楚有条理，不打断对方讲话，仔细倾听对方诉求并作出回应							
14. 人文关怀	注意维护患者隐私；操作时注意患者感受							
15. 职业防护	执行操作前后洗手							
16. 整体表现	正确完成整个操作，展现出良好临床认知、判断能力和技术表现							
总体评价	□达到预期标准（含以上），能够独立完成操作 □少部分需再加强，在指导下能完成操作 □不能够独立完成操作，未达到预期标准，无法通过							

注：※为必要项目，即一定要完成，未完成即为不合格。

评价与建议

表现优秀的项目	建议加强的项目

学习者对此次DOPS评估满意度 （低） 1 2 3 4 5 6 7 8 9 10 （高）
评估者对此次DOPS评估满意度 （低） 1 2 3 4 5 6 7 8 9 10 （高）

评估时间：__________min　　反馈时间：__________min
学习者签名：__________　　评估者签名：__________

七、听诊胎心音DOPS评分表

学习者姓名：__________ 科室：__________ 工号：__________ 职级：________

评估者姓名：____________ 评估者职级：____________ 考核日期：____________

操作难易程度：☐ 简单　☐ 中等　☐ 复杂

评估项目	评估重点	接近预期标准		达到预期标准		超过预期标准		无法评估
		1	2	3	4	5	6	NA
操作前								
1. 明确操作适应证	掌握胎心音的正常值、胎心听诊部位、目的							
2. 知情同意	告知孕妇听诊胎心音的目的，取得孕妇同意与配合							
3. 操作前准备	（1）正确核对医嘱※ （2）用物：治疗车、免洗手消毒液、医嘱执行单（PDA）、多普勒胎心仪、医用耦合剂、纸巾 （3）检查多普勒胎心仪处于功能状态							
4. 操作前评估	（1）孕周大小、胎方位、宫底高度、腹部局部皮肤情况 （2）环境安静、光线充足、温度适宜、适度遮挡孕妇							
操作中								
5. 患者安全	（1）两种以上方式核对患者※ （2）安全防护措施到位							
6. 流程熟练与规范	（1）协助孕妇排空膀胱，取舒适卧位，暴露孕妇腹部 （2）用四步触诊法了解胎方位，判断胎背位置※ （3）将多普勒胎心仪探头涂适量耦合剂，并打开电源，将探头放置在胎背处，听到胎心音后计数1分钟※							
7. 无菌原则	不涉及							
8. 视需要寻求他人协助	操作过程中遇到困难时，如孕妇胎心出现异常时能有意识的寻求他人帮助，协助完成操作							

续　表

评估项目	评估重点	接近预期标准		达到预期标准		超过预期标准		无法评估
		1	2	3	4	5	6	NA
操作后								
9. 用物处置	（1）取纸巾擦净孕妇腹壁，协助孕妇整理好衣裤 （2）正确擦拭多普勒胎心仪探头并关闭电源							
10. 记录	记录胎心听诊数值※							
一般性表现								
11. 评判性思维	密切观察胎心的变化，及时识别异常胎心情况							
12. 健康教育	向孕妇讲解胎心正常范围、影响胎心数值的相关因素							
13. 沟通技巧	说话清楚有条理，不打断对方讲话，仔细倾听对方诉求并作出回应							
14. 人文关怀	注意维护孕妇隐私；操作时注意孕妇感受							
15. 职业防护	执行操作前后洗手							
16. 整体表现	正确完成整个操作，展现出良好临床认知、判断能力和技术表现							
总体评价	□达到预期标准（含以上），能够独立完成操作 □少部分需再加强，在指导下能完成操作 □不能够独立完成操作，未达到预期标准，无法通过							

注：※为必要项目，即一定要完成，未完成即为不合格。

评价与建议

表现优秀的项目	建议加强的项目

学习者对此次DOPS评估满意度　（低）1　2　3　4　5　6　7　8　9　10（高）
评估者对此次DOPS评估满意度　（低）1　2　3　4　5　6　7　8　9　10（高）

评估时间：__________min　　反馈时间：__________min
学习者签名：__________　　评估者签名：__________

八、会阴冲洗DOPS评分表

学习者姓名：________ 科室：________ 工号：________ 职级：________
评估者姓名：________ 评估者职级：________ 考核日期：________
操作难易程度：□简单　□中等　□复杂

评估项目	评估重点	接近预期标准		达到预期标准		超过预期标准		无法评估
		1	2	3	4	5	6	NA
操作前								
1. 明确操作适应证	掌握会阴冲洗的目的、方法及适应证							
2. 知情同意	告知清醒患者（家属）会阴冲洗前应排空膀胱※，并取得清醒患者（家属）知情同意							
3. 操作前准备	（1）双人核对医嘱 （2）用物：治疗车、免洗手消毒液、医嘱执行单（PDA）、一次性尿垫、纱布、一次性手套、会阴护理包、水温计、冲洗壶（水温38～40℃）、便器 （3）病室环境安静且室温适宜，适度遮挡患者							
4. 操作前评估	（1）评估病室环境，患者病情、意识状态、会阴部皮肤情况，排便、排尿情况，合作程度 （2）评估患者会阴部皮肤是否完整，有无伤口							
操作中								
5. 患者安全	（1）两种以上方式核对患者※ （2）安全防护措施到位							
6. 流程熟练与规范	（1）协助患者采取仰卧位，双腿屈曲分开，适度暴露会阴※ （2）患者臀下垫一次性尿垫及便器，戴手套 （3）清洗会阴原则：由上向下、由外向内，一次一个棉球；擦洗顺序：阴阜、双侧大腿上部及腹股沟－阴唇部位（由外向内）－尿道口和阴道口（由上向下）－肛门※ （4）用纱布擦干会阴，协助患者取舒适卧位							
7. 无菌原则	不涉及							
8. 视需要寻求他人协助	操作中患者主诉不适，能有意识地寻求他人帮助，协助完成操作							

续 表

评估项目	评估重点	接近预期标准		达到预期标准		超过预期标准		无法评估
		1	2	3	4	5	6	NA
操作后								
9. 用物处置	（1）冲洗完毕，撤去一次性尿垫，整理用物 （2）使用后的便器冲洗干净							
10. 记录	记录冲洗时间，患者会阴部皮肤情况							
一般性表现								
11. 评判性思维	正确辨别患者会阴部皮肤及分泌物情况，及时发现异常；如有伤口，应备碘伏消毒液							
12. 健康教育	讲解保持会阴清洁的重要性、及冲洗时的注意事项							
13. 沟通技巧	说话清楚有条理，不打断对方讲话，仔细倾听对方诉求并作出回应							
14. 人文关怀	注意维护患者隐私；操作时注意患者感受							
15. 职业防护	执行操作前后洗手，戴手套							
16. 整体表现	正确完成整个操作，展现出良好临床认知、判断能力和技术表现							
总体评价	□达到预期标准（含以上），能够独立完成操作 □少部分需再加强，在指导下能完成操作 □不能够独立完成操作，未达到预期标准，无法通过							

注：※ 为必要项目，即一定要完成，未完成即为不合格。

评价与建议

表现优秀的项目	建议加强的项目

学习者对此次DOPS评估满意度 （低） 1 2 3 4 5 6 7 8 9 10 （高）
评估者对此次DOPS评估满意度 （低） 1 2 3 4 5 6 7 8 9 10 （高）

评估时间：__________min　　反馈时间：__________min
学习者签名：__________　　评估者签名：__________

九、新生儿暖箱应用DOPS评分表

学习者姓名：________ 科室：________ 工号：________ 职级：________
评估者姓名：________ 评估者职级：________ 考核日期：________
操作难易程度： ☐简单　☐中等　☐复杂

评估项目	评估重点	接近预期标准		达到预期标准		超过预期标准		无法评估
		1	2	3	4	5	6	NA
操作前								
1. 明确操作适应证	掌握新生儿暖箱工作原理、主要功能及新生儿使用的指征							
2. 知情同意	告知患儿家属使用新生儿暖箱的目的							
3. 操作前评估	（1）评估患儿诊断、体重、胎龄、日龄、基础体温等※ （2）评估暖箱周围环境温度、湿度 （3）评估暖箱性能是否完好							
4. 操作前准备	（1）双人核对医嘱※ （2）物品准备 1）医嘱执行单（PDA） 2）消毒后备用暖箱：接通电源，打开暖箱开关，根据患儿当日体重、日龄、胎龄选择合适的温湿度，预热暖箱。如为新生儿硬肿病，按此病复温原则调节箱温；蒸馏水或灭菌注射用水倒入水箱合适水位※ 3）铺好备用床、发育支持包及发育支持罩、患儿衣物包被、手消毒液 4）贴膜、剪刀：根据探头大小剪裁贴膜 （3）患儿准备：更换清洁纸尿裤，修剪指甲 （4）环境安静舒适，光线明亮，暖箱远离太阳直射或冷热源直吹							
操作中								
5. 患儿安全	核对患儿；监测体温变化，全程保障患儿安全，操作后暖箱门及时关闭，对病情危重患儿应加强巡视※							
6. 流程熟练与规范	（1）患儿入箱：当暖箱内温度达到预设温度后，再次核对医嘱及患儿腕带、床头卡信息，护士进行手卫生将患儿充分裸露，打开暖箱门后将患儿抱入暖箱发育支持包内。根据病情选择合适的舒适卧位，粘贴皮温探头于患儿剑突与腹部间区域，关闭暖箱门，罩发育支持罩※ （2）患儿出箱：核对医嘱、患儿腕带、床头卡，护士进行手卫生后为患儿穿好衣服，包好包被放入新生儿床，关闭暖箱开关、切断电源，暖箱做终末消毒※							
7. 无菌原则	操作前后进行手卫生※							
8. 视需要寻求他人协助	操作过程中遇到困难时，能有意识地寻求他人帮助，协助完成操作							

续 表

评估项目	评估重点	接近预期标准		达到预期标准		超过预期标准		无法评估
		1	2	3	4	5	6	NA
操作后								
9. 用物处置	（1）协助患儿于舒适卧位，体现发育支持护理 （2）依垃圾分类处理使用过的物品							
10. 记录	记录暖箱使用开始及结束时间，监测患儿体温变化							
一般性表现								
11. 评判性思维	能正确观察患儿使用暖箱后的反应及效果；熟悉暖箱使用方法，操作熟练迅速							
12. 健康教育	指导家长暖箱使用的适应证及注意事项，维持新生儿体温的重要性							
13. 沟通技巧	说话及动作轻柔，表达对患儿的关心，仔细观察患儿表情体态有无不适，及时作出回应							
14. 人文关怀	注意患儿因环境温度变化时反应，避免患儿受凉							
15. 职业防护	执行操作前后应洗手※							
16. 整体表现	正确完成整个操作，展现出良好临床认知、判断能力和技术表现							
总体评价	□达到预期标准（含以上），能够独立完成操作 □少部分需再加强，在指导下能完成操作 □不能够独立完成操作，未达到预期标准，无法通过							

注：※ 为必要项目，即一定要完成，未完成即为不合格。

评价与建议

表现优秀的项目	建议加强的项目

学习者对此次DOPS评估满意度 （低） 1 2 3 4 5 6 7 8 9 10 （高）
评估者对此次DOPS评估满意度 （低） 1 2 3 4 5 6 7 8 9 10 （高）

评估时间：__________min 反馈时间：__________min
学习者签名：__________ 评估者签名：__________

十、光照疗法DOPS评分表

学习者姓名：________ 科室：________ 工号：________ 职级：________
评估者姓名：________ 评估者职级：________ 考核日期：________
操作难易程度：☐简单　☐中等　☐复杂

评估项目	评估重点	接近预期标准		达到预期标准		超过预期标准		无法评估
		1	2	3	4	5	6	NA
操作前								
1. 明确操作适应证	掌握新生儿蓝光箱的工作原理、主要功能及新生儿使用的指征及禁忌证							
2. 知情同意	告知患儿家属使用新生儿蓝光箱的目的							
3. 操作前评估	（1）评估患儿诊断、血清胆红素值、肤色、皮肤情况、体重、胎龄、日龄、基础体温等※ （2）评估蓝光箱周围环境温度、湿度 （3）评估蓝光箱性能是否完好							
4. 操作前准备	（1）双人核对医嘱※ （2）物品准备：医嘱执行单（PDA）、温湿度表、体温计、遮光布、手消毒剂、手足保护套、遮光眼罩、新生儿衣物包被 消毒后备用蓝光箱：接通电源，打开开关，根据患儿当日体重、日龄、胎龄、选择合适的温湿度，预热蓝光箱※；蒸馏水或灭菌注射用水倒入水箱合适水位；贴膜、剪刀：根据探头大小剪裁贴膜 （3）患儿准备：更换清洁纸尿裤，修剪指甲 （4）环境安静舒适，光线明亮，蓝光箱远离太阳直射或冷热源直吹							
操作中								
5. 患儿安全	核对患儿照射中监测体温变化，注意巡视蓝光眼罩佩戴情况，操作后蓝光箱门及时关闭，病情危重患儿，应加强巡视※							
6. 流程熟练与规范	（1）患儿入箱：当蓝光箱内温度达到预设温度后，护士进行手卫生，再次核对医嘱、床头卡、患儿腕带信息，将患儿全身裸露，佩戴遮光眼罩及手足保护套后抱入蓝光箱。根据病情选择合适的舒适卧位，粘贴皮温探头于患儿剑突与腹部间区域，关闭蓝光箱门，打开蓝光灯源，罩上遮光布，记录开始光疗时间※ （2）患儿出箱：护士手卫生后核对医嘱、床头卡、患儿腕带信息、关闭蓝关箱开关、切断电源，为患儿穿好衣服，包好包被放入新生儿床※							
7. 无菌原则	操作前后进行手卫生※							
8. 视需要寻求他人协助	操作过程中遇到困难时，能有意识地寻求他人帮助，协助完成操作							

续 表

评估项目	评估重点	接近预期标准		达到预期标准		超过预期标准		无法评估
		1	2	3	4	5	6	NA
操作后								
9. 用物处置	（1）协助患儿摆舒适卧位，体现发育支持护理 （2）蓝光箱做终末消毒※							
10. 记录	记录蓝光箱使用开始及结束时间，监测患儿体温变化※							
一般性表现								
11. 评判性思维	能正确观察患儿使用蓝光箱后的反应及效果；熟悉蓝光箱的使用方法，操作熟练迅速※							
12. 健康教育	指导家长蓝光箱使用的适应证及注意事项，光照疗法的重要性							
13. 沟通技巧	说话及动作轻柔，表达对患儿的关心，仔细观察患儿表情体态有无不适，及时作出回应							
14. 人文关怀	操作时注意患儿因环境温度变化时的反应，避免患儿受凉，全程保障患儿安全							
15. 职业防护	执行操作前后洗手							
16. 整体表现	正确完成整个操作，展现出良好临床认知、判断能力和技术表现							
总体评价	□达到预期标准（含以上），能够独立完成操作 □少部分需再加强，在指导下能完成操作 □不能够独立完成操作，未达到预期标准，无法通过							

注：※为必要项目，即一定要完成，未完成即为不合格。

评价与建议

表现优秀的项目	建议加强的项目

学习者对此次DOPS评估满意度 （低） 1 2 3 4 5 6 7 8 9 10 （高）
评估者对此次DOPS评估满意度 （低） 1 2 3 4 5 6 7 8 9 10 （高）

评估时间：__________min　　反馈时间：__________min
学习者签名：__________　　评估者签名：__________

参考文献

[1] Carr, S. The Foundation Programme assessment tools: An opportunity to enhance feedback to trainees? [J]. Postgraduate Medical Journal, 2006, 82 (971): 576–579.

[2] Collier, Dawn A. Characteristics of an effective nursing clinical instructor: Thestate of the science [J]. Journal of Clinical Nursing, 2018.

[3] Darzi A, Mackay S. Assessment of surgical competence [J]. Quality & Safety in Health Care, 2001, 10 (Supplement 2): ii64–ii69.

[4] Davies H, Archer J, Heard S, et al. Assessment tools for foundation programmes—a practical guide [J]. BMJ Clinical Research, 2005, 330 (7500): 195–196.

[5] Fan J Y, Wang Y H, Chao L F, et al. Performance evaluation of nursing students following competency-based education [J]. Nurse Education Today, 2015, 35 (1): 97–103.

[6] Farmer E A, Beard J D, Dauphinee W D, et al. Assessing the performance of doctors in teams and systems [J]. Medical Education, 2002, 36 (10): 942–948.

[7] Griffiths CE (2004). Competency assessment of dermatology trainees in the UK. Clin Exp Dermatol, 29 (5): 571–557.

[8] Hays RB, Davies HA, Beard JD, et al (2002). Selecting performance assessment methods for experienced physicians. Med Educ., 36 (10): 910–917.

[9] Irby DM, Cooke M, &O' Brien BC. (2010). Calls for reform of medical education by the Carnegie Foundation for the Advancement of Teaching: 1910 and 2010. Acad Med, 85 (2), 220–227.

[10] Kenny A, Dickson-Swift V, Mckenna L, et al. Interventions to support graduate nurse transition to practice and associated outcomes: A systematic review [J]. Nurse Educ Today, 2021, 100: 104860.

[11] Leflore J L, Thomas P E. Educational Changes to Support Advanced Practice Nursing Education [J]. Journal of Perinatal & Neonatal Nursing, 2016, 30 (3): 187–190.

[12] Mandal S. Brief introduction of virtual reality and its challenges [J]. Int J Sci Eng Res, 2013, 4 (4): 304–309.

[13] Martin J A, Regehr G, Reznick R, et al. Objective structured assessment of technical skill (OSATS) for surgical residents [J]. British Journal of Surgery, 1997, 84 (2).

[14] Miller GE. (1990). The Assessment of Clinical kills/Competence/Performance. Acad Med, 65 (9), s63–s67.

[15] Morris, A. Practical experience of using directly observed procedures, mini clinical evaluation examinations, and peer observation in pre-registration house officer (FY1) trainees. [J]. Postgraduate Medical Journal, 2006, 82 (966): 285–288.

[16] Newble, D. Paget. N. & McLaren, B (1999). Revalidation in Australia and New Zealand approach of Royal Australasian College of Physician BMJ, 319 (7218), 1185–1188.

[17] Padilha J M, Machado P P, Ribeiro A L, et al. Clinical Virtual Simulation in Nursing Education [J]. Clinical Simulation in Nursing, 2018, 15: 13–18.

[18] Rayburn, William F. Teaching and Evaluating Surgical Skills [J]. Obstetrics & Gynecology Clinics of North America, 2006, 33 (2).

[19] Sidhu. RS., Geaber. ED., Musseiman. LJ., & Reznick, RK (2004). Assessing competency in surgery: where to begin? Surgery. 135 (1), 6–20.

[20] Vassiliou, MC. Feldman. LS., Andrew. CG., et al. (2005). A global assessment tool for evaluation of intraoperative laparoscopie skills. Am J Surg. 190 (1), 107–113.

[21] Vazquez-Calatayud M, Errasti-Ibarrondo B, Choperena A. Nurses' continuing professional development: A systematic literature review [J]. Nurse Educ Pract, 2021, 50: 102963.

[22] Vleuten C. The assessment of professional competence: Developments, research and practical implications [J]. Adv Health Sci Educ Theory

Pract，1996，1（1）：41-67.

［23］Cate，T.O. Trust，competence，and the supervisor's role in postgraduate training［J］. Bmj，2006，333（7571）：748-751.

［24］安文红，黄辉，刘珏，等. 我国继续护理学教育研究进展［J］. 护士进修杂志，2018，33（02）：118-120.

［25］敖勇前. 概化理论研究综述［J］. 皖西学院学报，2008，24（2）：49-52.

［26］白杨，陈彬，魏书婷. 操作技能直接观察评估在护理技能评估中的应用进展［J］. 护理研究，2018，32（11）：1680-1683.

［27］蔡婷婷，曹梅娟. 国内外新护士角色转变培训项目的研究进展［J］. 护理管理杂志，2016，16（10）：696-698.

［28］陈东晖，关春丽，王艳丽. 浅谈加拿大全科医师规范化培训过程考核模式［J］. 中国毕业后医学教育，2019，3（3）：284-288.

［29］陈寒，陈彦，陈刚. 以能力为导向的医学教育［J］. 福建医药杂志，2018，40（2）：1-2.

［30］陈良娇，葛林虎. CanMEDS模型对口腔医学生能力培养的启示及应用实例分析［J］. 高教学刊，2019（11）：62-64.

［31］陈平，李珍，辛涛，等. 标准参照测验决策一致性指标研究的总结与展望［J］. 心理发展与教育，2011，27（2）：210-215.

［32］戴海崎，张锋. 心理与教育测量［M］. 4版. 广州：暨南大学出版社. 2018：140-151.

［33］邓秋，陈奖国，李丹娜，等. 新护士规范化培训考核评价指标体系研究进展［J］. 全科护理，2020，18（22）：2803-2806.

［34］冯婷婷，张欣，谭玲玲，等. 临床护理教师胜任力研究的范围综述［J］. 中华护理教育，2020，17（9）：857-864.

［35］宫建美，杜建时，韩冬梅. 我国本科护理专业课程模式教学改革的研究进展［J］. 中国高等医学教育，2020（3）：71-72.

［36］郭桂芳，朱秀.《护理学类教学质量国家标准》研制的意义［J］. 中华护理教育，2019，16（1）：9-11.

［37］国家卫生计生委办公厅. 新入职护士培训大纲（试行）［EB/OL］. http：//www.nhc.gov.cn/yzygj/s3593/201602/91b5a8fa3c9a-45859b036558a5073875.shtml，2021-03-16.

［38］胡雁，郝玉芳. 循证护理学［M］. 2版. 北京：人民卫生出版社，

2018：9-11.
［39］护理行政委员会暨护理教育委员会. 护理临床教师教学教案设计指引之DOPS及mini-CEX的护理临床教学应用［M］. 台湾：台湾护理学会，2013.
［40］黄光扬. 教育测量与评价［M］. 上海：华东师范大学出版社，2002：143.
［41］江淀淀，王自秀，罗怡欣，等. 基于改良mini-CEX和DOPS的形成性评价在本科临床护理教学中的应用［J］. 齐鲁护理杂志，2019，25（5）：36-39.
［42］黎媛媛，王虹. 信息化教学在护理教学中应用效果的系统评价［J］. 当代护士（中旬刊），2017（7）：170-174.
［43］李旻露，方进博，刘兰，等. 操作技能直接观察评估在护理领域应用的研究进展［J］. 护理研究，2019，33（12）：2105-2108.
［44］李雁平，李春芳，刘彦慧，等. 临床护理教学质量评价指标体系的研究进展［J］. 中华护理教育，2010，7（3）：143-144.
［45］李迎霞，孙国超，王静丹，等. DOPS在实习护理学生技能考核中的应用［J］. 继续医学教育，2017，31（10）：22-24.
［46］李云葵，朱振云，叶天惠，等. 儿科护士人文关怀素养培养策略［J］. 护理学杂志，2017，32（6）：7-10.
［47］廖雨风，刘义兰. 护士人文关怀品质与其组织气氛感知的相关性研究［J］. 护理研究，2014，28（6A）：1959-1960.
［48］刘宏侠，杨林青. DOPS在妇产科学技能操作培训中的应用［J］. 解放军预防医学杂志，2019，37（4）：110-111.
［49］刘雷，董国霞，王娜，等. 操作技能直接观察评估（DOPS）在临床教学中的应用现状［J］. 继续医学教育，2020，34（2）：26-27.
［50］刘新平，张运良. 教育统计与测评导论［M］. 2版. 北京：科学出版社，2013：206-209.
［51］罗健，杨柳，杨丹，等. 技能直接观察考核法在新护士规范化培训技能考核中的应用实践［J］. 中国护理管理，2017，17（1）：75-78.
［52］骆方，孙晓敏. 心理测量［M］. 北京：中国轻工业出版社. 2008：145-181.
［53］孟祥俊，苏云. 临床操作技能评估在眼科住院医师规范化培训中的应用介绍［J］. 中国继续医学教育，2016，8（25）：5-7.

[54] 潘靖菁，王惠珍，高钰琳．临床护理教师核心能力研究现状及展望［J］．护理学报，2017，24（6）：23-26．
[55] 潘燕燕，钟慧，龚政．基于岗位胜任力的mini-CEX和DOPS考核在临床教学中的应用进展［J］．教育现代化，2019，6（58）：166-167．
[56] 裴彩利，刘晓，俞梦盈，等．护理虚拟仿真实验平台的研究与应用现状［J］．中国高等医学教育，2018（5）：97-99．
[57] 齐殿君，朱亮亮，王爽，等．操作技能直接观察评估在全科医学科毕业实习中的应用效果研究［J］．中国全科医学，2020，23（25）：3216-3219．
[58] 齐凯．标准化病人辅助临床教学的研究与实践［D］．长春：吉林大学，2015．
[59] 施楚君，李珏，黄雪琴，等．“PBL＋SSP＋CBT”教学模式在护理本科生实验教学中的应用［J］．卫生职业教育，2020，38（4）：126-128．
[60] 谭绪昌．教育评价的基本概念和方法［J］．高教探索，1985（4）．
[61] 唐景莉．坚持“以本为本”推进“四个回归”——新时代全国高等学校本科教育工作会议述评［J］．中国高等教育，2018（Z2）：11-12．
[62] 汪存友，余嘉元．标准参照测验中标准设定的聚类分析法［J］．南京师大学报（社会科学版），2010（1）：103-108．
[63] 王会元，王亚军，康骅．临床技能评估与考核的现状［J］．中国医药导报，10（1）：3-14．
[64] 李春燕，吴文芳，梁涛．多层次临床护理教学体系的发展及展望［J］．中国护理管理，2021，21（6）：801-804．
[65] 王姣姣，谭覃，祁静文，等．操作技能直接观察评估法在实习护士静脉输液教学中的应用［J］．齐鲁护理杂志，2021，27（2）：163-165．
[66] 王旖磊，胡雁．循证护理能力组成探讨的质性研究［J］．上海护理，2017（4）：17-21．
[67] 吴骥，周刚，朱红．DOPS在外科实习医师技能操作考核中的应用探讨［J］．中国继续医学教育，2020，12（5）：60-62．
[68] 吴鹿彬．护理人员护理计划成效的研究［D］．台北：国立台湾师范大学，2016．
[69] 徐勇，林汉城，王大平．临床医生能力评价的国际应用现状［J］．现

代医院管理，2016，14（5）：2-6.
[70] 杨若愚，蔡明．以能力评价为基础的医学教育系统的构建［J］．教育教学论坛，2020（50）：114-116.
[71] 张龙禄，焦效兰，汤治元，等．临床技能教学质量评估体系的研究与实践［J］．医学教育，2003（6）：56-58.
[72] 张仁杰，李洪凯，钟小日，等．操作技能直接观察评估的应用研究进展［J］．中国继续医学教育，2018，10（15）：37-39.
[73] 张抒扬．临床胜任力评价使用指南［M］．北京：北京大学出版社，2021：10-50.
[74] 张小丽，李非．临床技能教学质量评量方法的综述与思考［J］．中国卫生标准管理，2016，7（11）：16-17.
[75] 左祥荣，黄华兴，曹权，等．以能力为基础的教育理论在心肺复苏教学中的应用［J］．中国医药导报，2015（7）：137-141.
[76] 李辉，游宾，叶鑫．客观结构化临床技能评估（OSATS）的研究进展及在胸外科的应用前景［J］．中国胸心血管外科临床杂志，2019，26（1）：7.